U0271541

贝克通识文库

李雪涛　主编

强迫症

[德] 奥托·本克特

[德] 马丁娜·伦岑-舒尔特

著

何　娇　译

北京出版集团
北京出版社

著作权合同登记号：图字 01-2021-7332

ZWANGSKRANKHEITEN by Otto Benkert/Martina Lenzen-Schulte

© Verlag C.H.Beck oHG, München 2004

图书在版编目（CIP）数据

强迫症 / （德）奥托·本克特（Otto Benkert），

（德）马丁娜·伦岑 - 舒尔特（Martina Lenzen-Schulte）

著；何娇译 . — 北京：北京出版社，2024.9

ISBN 978-7-200-18412-9

Ⅰ. ①强… Ⅱ. ①奥… ②马… ③何… Ⅲ. ①强迫症

—防治 Ⅳ. ① R749.99

中国国家版本馆 CIP 数据核字（2024）第 000675 号

总 策 划：高立志　王忠波　　　选题策划：王忠波

责任编辑：白　云　　　　　　　责任营销：猫　娘

责任印制：燕雨萌　　　　　　　装帧设计：吉　辰

强迫症

QIANGPOZHENG

［德］奥托·本克特　　［德］马丁娜·伦岑 - 舒尔特　著

何　娇　译

出　　　版　北京出版集团
　　　　　　北 京 出 版 社
地　　　址　北京北三环中路 6 号
邮　　　编　100120
网　　　址　www.bph.com.cn
总 发 行　北京伦洋图书出版有限公司
印　　　刷　河北鑫玉鸿程印刷有限公司
开　　　本　880 毫米 ×1230 毫米　1/32
印　　　张　4.625
字　　　数　88 千字
版　　　次　2024 年 9 月第 1 版
印　　　次　2024 年 9 月第 1 次印刷
书　　　号　ISBN 978-7-200-18412-9
定　　　价　49.00 元

如有印装质量问题，由本社负责调换
质量监督电话　010-58572393

接续启蒙运动的知识传统

——"贝克通识文库"中文版序

一

我们今天与知识的关系，实际上深植于17—18世纪的启蒙时代。伊曼努尔·康德（Immanuel Kant，1724—1804）于1784年为普通读者写过一篇著名的文章《对这个问题的答复：什么是启蒙？》（*Beantwortung der Frage: Was ist Aufklärung?*），解释了他之所以赋予这个时代以"启蒙"（Aufklärung）的含义：启蒙运动就是人类走出他的未成年状态。不是因为缺乏智力，而是缺乏离开别人的引导去使用智力的决心和勇气！他借用了古典拉丁文学黄金时代的诗人贺拉斯（Horatius，前65—前8）的一句话：Sapere aude！呼吁人们要敢于去认识，要有勇气运用自己的智力。[1] 启蒙运动者相信由理性发展而来的知识可

1　Cf. Immanuel Kant, *Beantwortung der Frage: Was ist Aufklärung?* In: *Berlinische Monatsschrift,* Bd. 4, 1784, Zwölftes Stück, S. 481–494. Hier S. 481. 中文译文另有：(1) "答复这个问题：'什么是启蒙运动？'" 见康德著，何兆武译：《历史理性批判文集》，商务印书馆1990年版（2020年第11次印刷本，上面有2004年写的"再版译序"），第23—32页。(2) "回答这个问题：什么是启蒙？" 见康德著，李秋零主编：《康德著作全集》（第8卷·1781年之后的论文），中国人民大学出版社2013年版，第39—46页。

以解决人类存在的基本问题，人类历史从此开启了在知识上的启蒙，并进入了现代的发展历程。

启蒙思想家们认为，从理性发展而来的科学和艺术的知识，可以改进人类的生活。文艺复兴以来的人文主义、新教改革、新的宇宙观以及科学的方法，也使得17世纪的思想家相信建立在理性基础之上的普遍原则，从而产生了包含自由与平等概念的世界观。以理性、推理和实验为主的方法不仅在科学和数学领域取得了令人瞩目的成就，也催生了在宇宙论、哲学和神学上运用各种逻辑归纳法和演绎法产生出的新理论。约翰·洛克（John Locke，1632—1704）奠定了现代科学认识论的基础，认为经验以及对经验的反省乃是知识进步的来源；伏尔泰（Voltaire，1694—1778）发展了自然神论，主张宗教宽容，提倡尊重人权；康德则在笛卡尔理性主义和培根经验主义的基础之上，将理性哲学区分为纯粹理性与实践理性。至18世纪后期，以德尼·狄德罗（Denis Diderot，1713—1784）、让-雅克·卢梭（Jean-Jacques Rousseau，1712—1778）等人为代表的百科全书派的哲学家，开始致力于编纂《百科全书》(*Encyclopédie*)——人类历史上第一部致力于科学、艺术的现代意义上的综合性百科全书，其条目并非只是"客观"地介绍各种知识，而是在介绍知识的同时，夹叙夹议，议论时政，这些特征正体现了启蒙时代的现代性思维。第一卷开始时有一幅人类知识领域的示意图，这也是第一次从现代科学意义上对所有人类知识进行分类。

实际上，今天的知识体系在很大程度上可以追溯到启蒙时代以实证的方式对以往理性知识的系统性整理，而其中最重要的突破包括：卡尔·冯·林奈（Carl von Linné，1707—1778）的动植物分类及命名系统、安托万·洛朗·拉瓦锡（Antoine-Laurent Lavoisier，1743—1794）的化学系统以及测量系统。[1]这些现代科学的分类方法、新发现以及度量方式对其他领域也产生了决定性的影响，并发展出一直延续到今天的各种现代方法，同时为后来的民主化和工业化打下了基础。启蒙运动在18世纪影响了哲学和社会生活的各个知识领域，在哲学、科学、政治、以现代印刷术为主的传媒、医学、伦理学、政治经济学、历史学等领域都有新的突破。如果我们看一下19世纪人类在各个方面的发展的话，知识分类、工业化、科技、医学等，也都与启蒙时代的知识建构相关。[2]

由于启蒙思想家们的理想是建立一个以理性为基础的社会，提出以政治自由对抗专制暴君，以信仰自由对抗宗教压迫，以天赋人权来反对君权神授，以法律面前人人平等来反对贵族的等级特权，因此他们采用各民族国家的口语而非书面的拉丁语进行沟通，形成了以现代欧洲语言为主的知识圈，并创

---

1 Daniel R. Headrick, *When Information Came of Age: Technologies of Knowledge in the Age of Reason and Revolution, 1700-1850*. Oxford University Press, 2000, p. 246.

2 Cf. Jürgen Osterhammel, *Die Verwandlung der Welt: Eine Geschichte des 19. Jahrhunderts*. München: Beck, 2009.

造了一个空前的多语欧洲印刷市场。[1]后来《百科全书》开始发行更便宜的版本，除了知识精英之外，普通人也能够获得。历史学家估计，在法国大革命前，就有两万多册《百科全书》在法国及欧洲其他地区流传，它们成为向大众群体进行启蒙及科学教育的媒介。[2]

　　从知识论上来讲，17世纪以来科学革命的结果使得新的知识体系逐渐取代了传统的亚里士多德的自然哲学以及克劳迪亚斯·盖仑（Claudius Galen，约129—200）的体液学说（Humorism），之前具有相当权威的炼金术和占星术自此失去了权威。到了18世纪，医学已经发展为相对独立的学科，并且逐渐脱离了与基督教的联系："在（当时的）三位外科医生中，就有两位是无神论者。"[3]在地图学方面，库克（James Cook，1728—1779）船长带领船员成为首批登陆澳大利亚东岸和夏威夷群岛的欧洲人，并绘制了有精确经纬度的地图，他以艾萨克·牛顿（Isaac Newton，1643—1727）的宇宙观改变了地理制图工艺及方法，使人们开始以科学而非神话来看待地理。这一时代除了用各式数学投影方法制作的精确地图外，制

1　Cf. Jonathan I. Israel, *Radical Enlightenment: Philosophy and the Making of Modernity 1650-1750.* Oxford University Press, 2001, p. 832.

2　Cf. Robert Darnton, *The Business of Enlightenment: A Publishing History of the Encyclopédie, 1775-1800.* Harvard University Press, 1979, p. 6.

3　Ole Peter Grell, Dr. Andrew Cunningham, *Medicine and Religion in Enlightenment Europe.* Ashgate Publishing, Ltd. , 2007, p. 111.

图学也被应用到了天文学方面。

正是借助于包括《百科全书》、公共图书馆、期刊等传播媒介,启蒙知识得到了迅速的传播,同时也塑造了现代学术的形态以及机构的建制。有意思的是,自启蒙时代出现的现代知识从开始阶段就是以多语的形态展现的:以法语为主,包括了荷兰语、英语、德语、意大利语等,它们共同构成了一个跨越国界的知识社群——文人共和国(Respublica Literaria)。

当代人对于知识的认识依然受启蒙运动的很大影响,例如多语种读者可以参与互动的维基百科(Wikipedia)就是从启蒙的理念而来:"我们今天所知的《百科全书》受到18世纪欧洲启蒙运动的强烈影响。维基百科拥有这些根源,其中包括了解和记录世界所有领域的理性动力。"[1]

二

1582年耶稣会传教士利玛窦(Matteo Ricci,1552—1610)来华,标志着明末清初中国第一次规模性地译介西方信仰和科学知识的开始。利玛窦及其修会的其他传教士入华之际,正值欧洲文艺复兴如火如荼进行之时,尽管囿于当时天主教会的意

---

1 Cf. Phoebe Ayers, Charles Matthews, Ben Yates, *How Wikipedia Works: And How You Can Be a Part of It.* No Starch Press, 2008, p. 35.

识形态，但他们所处的时代与中世纪迥然不同。除了神学知识外，他们译介了天文历算、舆地、水利、火器等原理。利玛窦与徐光启（1562—1633）共同翻译的《几何原本》前六卷有关平面几何的内容，使用的底本是利玛窦在罗马的德国老师克劳（Christopher Klau/Clavius，1538—1612，由于他的德文名字Klau是钉子的意思，故利玛窦称他为"丁先生"）编纂的十五卷本。[1]克劳是活跃于16—17世纪的天主教耶稣会士，其在数学、天文学等领域建树非凡，并影响了包括伽利略、笛卡尔、莱布尼茨等科学家。曾经跟随伽利略学习过物理学的耶稣会士邓玉函 [Johann(es) Schreck/Terrenz or Terrentius，1576—1630] 在赴中国之前，与当时在欧洲停留的金尼阁（Nicolas Trigault，1577—1628）一道，"收集到不下七百五十七本有关神学的和科学技术的著作；罗马教皇自己也为今天在北京还很著名、当年是耶稣会士图书馆的'北堂'捐助了大部分的书籍"。[2]其后邓玉函在给伽利略的通信中还不断向其讨教精确计算日食和月食的方法，此外还与中国学者王徵（1571—1644）合作翻译《奇器图说》（1627），并且在医学方面也取得了相当大的成就。邓玉函曾提出过一项规模很大的有关数学、几何

1　*Euclides Elementorum Libri XV*, Rom 1574.

2　蔡特尔著，孙静远译：《邓玉函，一位德国科学家、传教士》，载《国际汉学》，2012年第1期，第38—87页，此处见第50页。

学、水力学、音乐、光学和天文学（1629）的技术翻译计划，[1]
由于他的早逝，这一宏大的计划没能得以实现。

在明末清初的一百四十年间，来华的天主教传教士有五百
人左右，他们当中有数学家、天文学家、地理学家、内外科医
生、音乐家、画家、钟表机械专家、珐琅专家、建筑专家。这
一时段由他们译成中文的书籍多达四百余种，涉及的学科有宗
教、哲学、心理学、论理学、政治、军事、法律、教育、历
史、地理、数学、天文学、测量学、力学、光学、生物学、医
学、药学、农学、工艺技术等。[2] 这一阶段由耶稣会士主导的
有关信仰和科学知识的译介活动，主要涉及中世纪至文艺复兴
时期的知识，也包括文艺复兴以后重视经验科学的一些近代科
学和技术。

尽管耶稣会的传教士们在17—18世纪的时候已经向中国
的知识精英介绍了欧几里得几何学和牛顿物理学的一些基本知
识，但直到19世纪50—60年代，才在伦敦会传教士伟烈亚力
（Alexander Wylie，1815—1887）和中国数学家李善兰（1811—
1882）的共同努力下补译完成了《几何原本》的后九卷；同样
是李善兰、傅兰雅（John Fryer，1839—1928）和伟烈亚力将牛

---

1 蔡特尔著，孙静远译：《邓玉函，一位德国科学家、传教士》，载《国际汉学》，
2012年第1期，第58页。

2 张晓编著：《近代汉译西学书目提要：明末至1919》，北京大学出版社2012年版，
"导论"第6、7页。

顿的《自然哲学的数学原理》(*Philosophiae Naturalis Principia Mathematica*，1687) 第一编共十四章译成了汉语——《奈端数理》(1858—1860)。[1] 正是在这一时期，新教传教士与中国学者密切合作开展了大规模的翻译项目，将西方大量的教科书——启蒙运动以后重新系统化、通俗化的知识——翻译成了中文。

1862年清政府采纳了时任总理衙门首席大臣奕䜣（1833—1898）的建议，创办了京师同文馆，这是中国近代第一所外语学校。开馆时只有英文馆，后增设了法文、俄文、德文、东文诸馆，其他课程还包括化学、物理、万国公法、医学生理等。1866年，又增设了天文、算学课程。后来清政府又仿照同文馆之例，在与外国人交往较多的上海设立上海广方言馆，广州设立广州同文馆。曾大力倡导"中学为体，西学为用"的洋务派主要代表人物张之洞（1837—1909）认为，作为"用"的西学有西政、西艺和西史三个方面，其中西艺包括算、绘、矿、医、声、光、化、电等自然科学技术。

根据《近代汉译西学书目提要：明末至1919》的统计，从明末到1919年的总书目为五千一百七十九种，如果将四百余种明末到清初的译书排除，那么晚清至1919年之前就有四千七百多种汉译西学著作出版。梁启超（1873—1929）在

---

1 1882年，李善兰将译稿交由华蘅芳校订至1897年，译稿后遗失。万兆元、何琼辉：《牛顿〈原理〉在中国的译介与传播》，载《中国科技史杂志》第40卷，2019年第1期，第51—65页，此处见第54页。

1896年刊印的三卷本《西学书目表》中指出："国家欲自强，以多译西书为本；学者欲自立，以多读西书为功。"[1]书中收录鸦片战争后至1896年间的译著三百四十一种，梁启超希望通过《读西学书法》向读者展示西方近代以来的知识体系。

不论是在精神上，还是在知识上，中国近代都没有继承好启蒙时代的遗产。启蒙运动提出要高举理性的旗帜，认为世间的一切都必须在理性法庭面前接受审判，不仅倡导个人要独立思考，也主张社会应当以理性作为判断是非的标准。它涉及宗教信仰、自然科学理论、社会制度、国家体制、道德体系、文化思想、文学艺术作品理论与思想倾向等。从知识论上来讲，从1860年至1919年五四运动爆发，受西方启蒙的各种自然科学知识被系统地介绍到了中国。大致说来，这些是14—18世纪科学革命和启蒙运动时期的社会科学和自然科学的知识。在社会科学方面包括了政治学、语言学、经济学、心理学、社会学、人类学等学科，而在自然科学方面则包含了物理学、化学、地质学、天文学、生物学、医学、遗传学、生态学等学科。按照胡适（1891—1962）的观点，新文化运动和五四运动应当分别来看待：前者重点在白话文、文学革命、西化与反传统，是一场类似文艺复兴的思想与文化的革命，而后者主要是

---

1 梁启超：《西学书目表·序例》，收入《饮冰室合集》，中华书局1989年版，第123页。

一场政治革命。根据王锦民的观点，"新文化运动很有文艺复兴那种热情的、进步的色彩；而接下来的启蒙思想的冷静、理性和批判精神，新文化运动中也有，但是发育得不充分，且几乎被前者遮蔽了"。[1]五四运动以来，中国接受了尼采等人的学说。"在某种意义上说，近代欧洲启蒙运动的思想成果，理性、自由、平等、人权、民主和法制，正是后来的'新'思潮力图摧毁的对象"。[2]近代以来，中华民族的确常常遭遇生死存亡的危局，启蒙自然会受到充满革命热情的救亡的排挤，而需要以冷静的理性态度来对待的普遍知识，以及个人的独立人格和自由不再有人予以关注。因此，近代以来我们并没有接受一个正常的、完整的启蒙思想，我们一直以来所拥有的仅仅是一个"半启蒙状态"。今天我们重又生活在一个思想转型和社会巨变的历史时期，迫切需要全面地引进和接受一百多年来的现代知识，并在思想观念上予以重新认识。

　　1919年新文化运动的时候，我们还区分不了文艺复兴和启蒙时代的思想，但日本的情况则完全不同。日本近代以来对"南蛮文化"的摄取，基本上是欧洲中世纪至文艺复兴时期的"西学"，而从明治维新以来对欧美文化的摄取，则是启蒙

1　王锦民：《新文化运动百年随想录》，见李雪涛等编《合璧西中——庆祝顾彬教授七十寿辰文集》，外语教学与研究出版社2016年版，第282—295页，此处见第291页。

2　同上。

时代以来的西方思想。特别是在第二个阶段，他们做得非常彻底。[1]

三

　　罗素在《西方哲学史》的"绪论"中写道："一切确切的知识——我是这样主张的——都属于科学，一切涉及超乎确切知识之外的教条都属于神学。但是介乎神学与科学之间还有一片受到双方攻击的无人之域；这片无人之域就是哲学。"[2]康德认为，"只有那些其确定性是无可置疑的科学才能成为本真意义上的科学；那些包含经验确定性的认识（Erkenntnis），只是非本真意义上所谓的知识（Wissen），因此，系统化的知识作为一个整体可以称为科学（Wissenschaft），如果这个系统中的知识存在因果关系，甚至可以称之为理性科学（Rationale Wissenschaft）"。[3]在德文中，科学是一种系统性的知识体系，是对严格的确定性知识的追求，是通过批判、质疑乃至论证而对知识的内在固有理路即理性世界的探索过程。科学方法有别

---

1 家永三郎著，靳丛林等译：《外来文化摄取史论》，大象出版社2017年版。

2 罗素著、何兆武、李约瑟译：《西方哲学史》（上卷），商务印书馆1963年版，第11页。

3 Immanuel Kant, *Metaphysische Anfangsgründe der Naturwissenschaft.* Riga: bey Johann Friedrich Hartknoch, 1786. S. V-VI.

于较为空泛的哲学，它既要有客观性，也要有完整的资料文件以供佐证，同时还要由第三者小心检视，并且确认该方法能重制。因此，按照罗素的说法，人类知识的整体应当包括科学、神学和哲学。

在欧洲，"现代知识社会"（Moderne Wissensgesellschaft）的形成大概从近代早期一直持续到了1820年。[1]之后便是知识的传播、制度化以及普及的过程。与此同时，学习和传播知识的现代制度也建立起来了，主要包括研究型大学、实验室和人文学科的研讨班（Seminar）。新的学科名称如生物学（Biologie）、物理学（Physik）也是在1800年才开始使用；1834年创造的词汇"科学家"（Scientist）使之成为一个自主的类型，而"学者"（Gelehrte）和"知识分子"（Intellekturlle）也是19世纪新创的词汇。[2]现代知识以及自然科学与技术在形成的过程中，不断通过译介的方式流向欧洲以外的世界，在诸多非欧洲的区域为知识精英所认可、接受。今天，历史学家希望运用全球史的方法，祛除欧洲中心主义的知识史，从而建立全球知识史。

本学期我跟我的博士生们一起阅读费尔南·布罗代尔

---

1 Cf. Richard van Dülmen, Sina Rauschenbach (Hg.), *Macht des Wissens: Die Entstehung der Modernen Wissensgesellschaft.* Köln: Böhlau Verlag, 2004.

2 Cf. Jürgen Osterhammel, *Die Verwandlung der Welt: Eine Geschichte des 19. Jahrhunderts.* München: Beck, 2009. S. 1106.

(Fernand Braudel, 1902—1985) 的《地中海与菲利普二世时代的地中海世界》(*La Méditerranée et le Monde méditerranéen à l'époque de Philippe II*, 1949) 一书。[1] 在"边界：更大范围的地中海"一章中，布罗代尔并不认同一般地理学家以油橄榄树和棕榈树作为地中海的边界的看法，他指出地中海的历史就像是一个磁场，吸引着南部的北非撒哈拉沙漠、北部的欧洲以及西部的大西洋。在布罗代尔看来，距离不再是一种障碍，边界也成为相互连接的媒介。[2]

发源于欧洲文艺复兴时代末期，并一直持续到18世纪末的科学革命，直接促成了启蒙运动的出现，影响了欧洲乃至全世界。但科学革命通过学科分类也影响了人们对世界的整体认识，人类知识原本是一个复杂系统。按照法国哲学家埃德加·莫兰 (Edgar Morin, 1921—) 的看法，我们的知识是分离的、被肢解的、箱格化的，而全球纪元要求我们把任何事情都定位于全球的背景和复杂性之中。莫兰引用布莱兹·帕斯卡 (Blaise Pascal, 1623—1662) 的观点："任何事物都既是结果又是原因，既受到作用又施加作用，既是通过中介而存在又是直接存在的。所有事物，包括相距最遥远的和最不相同的事物，都被一种自然的和难以觉察的联系维系着。我认为不认识

---

1 布罗代尔著，唐家龙、曾培耿、吴模信等译：《地中海与菲利普二世时代的地中海世界》(全二卷)，商务印书馆2013年版。

2 同上书，第245—342页。

整体就不可能认识部分，同样地，不特别地认识各个部分也不可能认识整体。"[1] 莫兰认为，一种恰切的认识应当重视复杂性（complexus）——意味着交织在一起的东西：复杂的统一体如同人类和社会都是多维度的，因此人类同时是生物的、心理的、社会的、感情的、理性的；社会包含着历史的、经济的、社会的、宗教的等方面。他举例说明，经济学领域是在数学上最先进的社会科学，但从社会和人类的角度来说它有时是最落后的科学，因为它抽去了与经济活动密不可分的社会、历史、政治、心理、生态的条件。[2]

四

贝克出版社（C. H. Beck Verlag）至今依然是一家家族产业。1763年9月9日卡尔·戈特洛布·贝克（Carl Gottlob Beck，1733—1802）在距离慕尼黑一百多公里的讷德林根（Nördlingen）创立了一家出版社，并以他儿子卡尔·海因里希·贝克（Carl Heinrich Beck，1767—1834）的名字来命名。在启蒙运动的影响下，戈特洛布出版了讷德林根的第一份报纸与关于医学和自然史、经济学和教育学以及宗教教育

---

1 转引自莫兰著，陈一壮译：《复杂性理论与教育问题》，北京大学出版社2004年版，第26页。

2 同上书，第30页。

的文献汇编。在第三代家族成员奥斯卡·贝克（Oscar Beck，
1850—1924）的带领下，出版社于1889年迁往慕尼黑施瓦宾
（München-Schwabing），成功地实现了扩张，其总部至今仍设
在那里。在19世纪，贝克出版社出版了大量的神学文献，但
后来逐渐将自己的出版范围限定在古典学研究、文学、历史和
法律等学术领域。此外，出版社一直有一个文学计划。在第一
次世界大战期间的1917年，贝克出版社独具慧眼地出版了瓦
尔特·弗莱克斯（Walter Flex，1887—1917）的小说《两个世
界之间的漫游者》（*Der Wanderer zwischen beiden Welten*），这
是魏玛共和国时期的一本畅销书，总印数达一百万册之多，也
是20世纪最畅销的德语作品之一。[1] 目前出版社依然由贝克家
族的第六代和第七代成员掌管。2013年，贝克出版社庆祝了其

---

1 第二次世界大战后，德国汉学家福兰阁（Otto Franke，1863—1946）出版《两
 个世界的回忆——个人生命的旁白》（*Erinnerungen aus zwei Welten: Randglossen
 zur eigenen Lebensgeschichte.* Berlin: De Gruyter, 1954.）。作者在1945年的前
 言中解释了他所认为的"两个世界"有三层含义：第一，作为空间上的西方和东
 方的世界；第二，作为时间上的19世纪末和20世纪初的德意志工业化和世界政
 策的开端，与20世纪的世界；第三，作为精神上的福兰阁在外交实践活动和学
 术生涯的世界。这本书的书名显然受到《两个世界之间的漫游者》的启发。弗莱
 克斯的这部书是献给1915年阵亡的好友恩斯特·沃切（Ernst Wurche）的；他
 是"我们德意志战争志愿军和前线军官的理想，也是同样接近两个世界：大地和
 天空、生命和死亡的新人和人类向导"。（Wolfgang von Einsiedel, Gert Woerner,
 Kindlers Literatur Lexikon, Band 7, Kindler Verlag, München 1972.）见福兰阁
 的回忆录中文译本，福兰阁著，欧阳甦译：《两个世界的回忆——个人生命的旁
 白》，社会科学文献出版社2014年版。

成立二百五十周年。

　　1995年开始，出版社开始策划出版"贝克通识文库"(C.H.Beck Wissen)，这是"贝克丛书系列"(Beck'schen Reihe)中的一个子系列，旨在为人文和自然科学最重要领域提供可靠的知识和信息。由于每一本书的篇幅不大——大部分都在一百二十页左右，内容上要做到言简意赅，这对作者提出了更高的要求。"贝克通识文库"的作者大都是其所在领域的专家，而又是真正能做到"深入浅出"的学者。"贝克通识文库"的主题包括传记、历史、文学与语言、医学与心理学、音乐、自然与技术、哲学、宗教与艺术。到目前为止，"贝克通识文库"已经出版了五百多种书籍，总发行量超过了五百万册。其中有些书已经是第8版或第9版了。新版本大都经过了重新修订或扩充。这些百余页的小册子，成为大学，乃至中学重要的参考书。由于这套丛书的编纂开始于20世纪90年代中叶，因此更符合我们现今的时代。跟其他具有一两百年历史的"文库"相比，"贝克通识文库"从整体知识史研究范式到各学科，都经历了巨大变化。我们首次引进的三十多种图书，以科普、科学史、文化史、学术史为主。以往文库中专注于历史人物的政治史、军事史研究，已不多见。取而代之的是各种普通的知识，即便是精英，也用新史料更多地探讨了这些"巨人"与时代的关系，并将之放到了新的脉络中来理解。

　　我想大多数曾留学德国的中国人，都曾购买过罗沃尔特出版社出版的"传记丛书"（Rowohlts Monographien），以及"贝克通识文库"系列的丛书。去年年初我搬办公室的时候，还整理出十几本这一系列的丛书，上面还留有我当年做过的笔记。

五

作为启蒙时代思想的代表之作，《百科全书》编纂者最初的计划是翻译1728年英国出版商钱伯斯出版的《百科全书》（*Cyclopaedia: or, An Universal Dictionary of Arts and Sciences*），但以狄德罗为主编的启蒙思想家们以"改变人们思维方式"为目标，[1]更多地强调理性在人类知识方面的重要性，因此更多地主张由百科全书派的思想家自己来撰写条目。

今天我们可以通过"绘制"（mapping）的方式，考察自19世纪60年代以来学科知识从欧洲被移接到中国的记录和流传的方法，包括学科史、印刷史、技术史、知识的循环与传播、迁移的模式与转向。[2]

徐光启在1631年上呈的《历书总目表》中提出："欲求超

1　Lynn Hunt, Christopher R. Martin, Barbara H. Rosenwein, R. Po-chia Hsia, Bonnie G. Smith, *The Making of the West: Peoples and Cultures, A Concise History,* Volume II: Since 1340. Bedford/St. Martin's, 2006, p. 611.

2　Cf. Lieven D'hulst, Yves Gambier (eds.), *A History of Modern Translation Knowledge: Source, Concepts, Effects.* Amsterdam: John Benjamins, 2018.

胜，必须会通，会通之前，先须翻译。"[1]翻译是基础，是与其他民族交流的重要工具。"会通"的目的，就是让中西学术成果之间相互交流，融合与并蓄，共同融汇成一种人类知识。也正是在这个意义上，才能提到"超胜"：超越中西方的前人和学说。徐光启认为，要继承传统，又要"不安旧学"；翻译西法，但又"志求改正"。[2]

近代以来中国对西方知识的译介，实际上是在西方近代学科分类之上，依照一个复杂的逻辑系统对这些知识的重新界定和组合。在过去的百余年中，席卷全球的科学技术革命无疑让我们对于现代知识在社会、政治以及文化上的作用产生了认知上的转变。但启蒙运动以后从西方发展出来的现代性的观念，也导致欧洲以外的知识史建立在了现代与传统、外来与本土知识的对立之上。与其投入大量的热情和精力去研究这些"二元对立"的问题，我以为更迫切的是研究者要超越对于知识本身的研究，去甄别不同的政治、社会以及文化要素究竟是如何参与知识的产生以及传播的。

此外，我们要抛弃以往西方知识对非西方的静态、单一方向的影响研究。其实无论是东西方国家之间，抑或是东亚国家之间，知识的迁移都不是某一个国家施加影响而另一个国家则完全

1 见徐光启、李天经等撰，李亮校注：《治历缘起》（下），湖南科学技术出版社 2017年版，第845页。

2 同上。

被动接受的过程。第二次世界大战以后对于殖民地及帝国环境下的历史研究认为，知识会不断被调和，在社会层面上被重新定义、接受，有的时候甚至会遭到排斥。由于对知识的接受和排斥深深根植于接收者的社会和文化背景之中，因此我们今天需要采取更好的方式去重新理解和建构知识形成的模式，也就是将研究重点从作为对象的知识本身转到知识传播者身上。近代以来，传教士、外交官、留学生、科学家等都曾为知识的转变和迁移做出过贡献。无论是某一国内还是国家间，无论是纯粹的个人，还是由一些参与者、机构和知识源构成的网络，知识迁移必然要借助于由传播者所形成的媒介来展开。通过这套新时代的"贝克通识文库"，我希望我们能够超越单纯地去定义什么是知识，而去尝试更好地理解知识的动态形成模式以及知识的传播方式。同时，我们也希望能为一个去欧洲中心主义的知识史做出贡献。对于今天的我们来讲，更应当从中西古今的思想观念互动的角度来重新审视一百多年来我们所引进的西方知识。

　　知识唯有进入教育体系之中才能持续发挥作用。尽管早在1602年利玛窦的《坤舆万国全图》就已经由太仆寺少卿李之藻（1565—1630）绘制完成，但在利玛窦世界地图刊印三百多年后的1886年，尚有中国知识分子问及"亚细亚""欧罗巴"二名，谁始译之。[1]而梁启超1890年到北京参加会考，回粤途经

---

[1] 洪业：《考利玛窦的世界地图》，载《洪业论学集》，中华书局1981年版，第150—192页，此处见第191页。

上海，买到徐继畬（1795—1873）的《瀛环志略》(1848）方知世界有五大洲！

近代以来的西方知识通过译介对中国产生了巨大的影响，中国因此发生了翻天覆地的变化。一百多年后的今天，我们组织引进、翻译这套"贝克通识文库"，是在"病灶心态""救亡心态"之后，做出的理性选择，中华民族蕴含生生不息的活力，其原因就在于不断从世界文明中汲取养分。尽管这套丛书的内容对于中国读者来讲并不一定是新的知识，但每一位作者对待知识、科学的态度，依然值得我们认真对待。早在一百年前，梁启超就曾指出："……相对地尊重科学的人，还是十个有九个不了解科学的性质。他们只知道科学研究所产生的结果的价值，而不知道科学本身的价值，他们只有数学、几何学、物理学、化学等概念，而没有科学的概念。"[1] 这套读物的定位是具有中等文化程度及以上的读者，我们认为只有启蒙以来的知识，才能真正使大众的思想从一种蒙昧、狂热以及其他荒谬的精神枷锁之中解放出来。因为我们相信，通过阅读而获得独立思考的能力，正是启蒙思想家们所要求的，也是我们这个时代必不可少的。

李雪涛

2022年4月于北京外国语大学历史学院

1　梁启超：《科学精神与东西文化》(8月20日在南通为科学社年会讲演），载《科学》第7卷，1922年第9期，第859—870页，此处见第861页。

目　录

前　言

一直以来，精神病学都是忽略强迫症的。一方面，缺乏任何有希望的治疗；另一方面，人们对强迫症存在误解。不幸的是，这在很多方面都是事实。

强迫症患者的性格是以"肛门型性格"（Anal Charakter）为基础的，从"肛门型性格"这一表述不难看出，人们习惯把强迫一词和消极内涵联系起来。具有强迫型人格的人，令人讨厌，过于仔细，热衷秩序，吹毛求疵。这类人小气、死板，甚至到了固执的地步，不善交际。在这种观点的影响下，人们误以为强迫症患者只是有点儿怪异，但不是真的得了什么病。

上述所提到的一些特点被认为（视作）是典型的强迫型人格的特征。强迫型人格和真正的强迫症是两回事。强迫症和强迫型人格障碍（Anankastische Persönlichkeitsstörung）之间的密切关系在德国精神病学传统中是一直强调的。但是，不了解精神病学分类的非专业人士是搞不清楚医学上的精细划分的。这可能是强迫症的表现仍然和肛门型性格的负面评价有重合部分的原因之一。

引起人们对强迫型人格障碍和强迫症之间区别的持续关注，是英美精神病学家的功劳。经证实，强迫型人格障碍的特征既会出现在强迫症患者身上，也会出现在其他人身上，而且出现在强迫症患者身上的概率并不一定比其他人高。对强迫症患者而言，一方面他们患有一种疾病，这种疾病迫使他们不停地洗手或者总是检查些什么。另一方面他们身上有其他人甚至是健康的人都会有的一些人格特征，这些特征可能是积极的，也可能是消极的；可能是病态的，也可能是正常的。作为生活在我们周围的人，强迫症患者可能讨人喜欢，也可能令人讨厌。

"强迫"的身上始终贴着消极标签，精神病学历史对此负有责任。评价精神疾病，历史的态度并非总是十分严谨的。天才和疯子向来被认为只有一线之隔，一些精神疾病就此诞生，比如精神分裂症（Schizophrenie）。另外一种精神疾病抑郁症（Depressionen）得益于忧郁的怀疑。自古希腊、古罗马时代起，忧郁之人的怀疑论便是一个非常有趣的哲学问题。如果说胡思乱想和多愁善感很大程度上影响了思想史，那么精神分裂症和抑郁症是造就某些科学成就和艺术成果的原因也就不足为怪了。对疾病进行评价，道德上站不住脚，医学上没有用处。回想一下关于强迫症的评价，我们会发现有一些是片面的，还有一些根本就是错误的。

对于文学、文化和政治领域的强迫症名人，人们很少有好感。经常被引用的例子大多是带有偏见的。反复出现的一个例子便是美国亿万富翁霍华德·休斯，他在晚年时患有强迫症，害怕由于接触而感染细菌。为了避免细菌侵害他，他身边的人都要遵守非常荒唐的卫生细节，但他自己却很脏，他的指甲长得打卷。为了避免细菌感染，他定了很多规矩，自己却做不到最基本的个人卫生，这一点是很矛盾的。介绍霍华德·休斯及其所患强迫症的时候，通常不会提及他在得强迫症之前是一名极富创造力的工程师，而且非常大胆，他设计了一艘飞船并亲自试飞。

同样，对其他强迫症名人的描述或者文学作品中的例子给人的印象是，这种病只是想法怪癖。我们忽略了强迫症的严重性。波兰医生、科幻小说家史坦尼斯劳·莱姆是最早运用比喻解释强迫症的逻辑是如何不可避免地导致灾难的。他在小说《阿南刻》（*Ananke*）中描述了如果强迫症患者编写计算机程序将会造成什么样的后果。

关于强迫症的治疗，另外一个普遍存在的错误认知是强迫症无法治疗，这种错误的观点至今仍然存在，有时甚至连医生也持有这种错误的观念。这可能与几十年来人们试图借助精神分析理论的方法治疗强迫症却没能取得成功有关。相比其他精神病的症状，强迫行为（Zwangsverhalten）和强迫思维（Zwangsgedanken）更适合阐述精神分析理论。但是，用精神分析理论治疗强迫症，却没有太大作用。强迫症能够解释精神分析理论，但是精神分析理论不能治疗强迫症，研究强迫症的著名学者美国人朱迪茜·瑞坡坡特将之称为"精神病学史上最大的讽刺"。精神分析理论的影响根深蒂固，以至真正有效的治疗方法很晚才被采纳和应用。早在19世纪就已经有了行为疗法治疗强迫症患者的记录。但是，直到大约100年之后，行为疗法对于强迫症治疗的重要意义才被认可和广泛使用。

选择性血清素再吸收抑制剂（Selektive Serotonin-wiederaufnahmehemmer）在治疗强迫症方面取得的良好疗效证明强迫症是可以通过药物进行治疗的。同时，治疗强迫症的成功前景可以和其他精神疾病，甚至是医学上的其他疾病相媲美。但是，为什么十个强迫症患者只有一个得到治疗呢？对于治疗强迫症缺乏信心，可能是原因之一。

新型疗法取得的成功使得人们重新认识强迫症。先进的医学影像不仅能够让我们了解强迫症患者大脑功能的病理改变，还能证明行为疗法和药物治疗（Pharmakotherapie）都是有效的。神经生物学研究领域取得的巨大进步和对强迫症与日俱增的关注使得与强迫症相关的重要课题有望在未来几年取得突破。行之有效的治疗措施和强迫症患者的自我认知，这些因素已经足够帮助我们消除对强迫症的偏见。

第一章 ——————————— 临床方面

一、定义和表现形式

什么是强迫症？

　　绝大多数人的行为与强迫症患者相同：出门之前，他们检查门是否真的锁了，煤气是否也关了；刚取出来的钱，他们要在银行再数一遍；掉到地上的叉子，他们不会再用。手摸了脏东西，他们要洗手。这一切没有什么大不了的，更不是什么毛病。这些再正常不过的日常行为，只有一天当中不断地重复，且严重影响生活和工作，才能称之为强迫症。因此，对于强迫症而言，所为或者所想并不重要，重要的是在主观和客观上遭受的数量和程度。一般来说，健康的人洗一次手，数一遍钱。强迫症患者则会把这些事情重复上百次甚至更多次。有时需要几个小时，有时甚至需要几天时间。这样一来，根本无法正常工作和生活。

　　强迫症既可以表现为行为，也可以表现为思维。因此，人们把强迫症分为强迫行为和强迫思维。从英语文献所使用的术语Compulsions（强迫行为）可以看出，这些行为并非患者自愿所为，从另外一个术语Obsessions（强迫思维）可以看出，患者备受这些思维的折磨，且无法摆脱它们。强迫症的英语表达是Obsessive-compulsive Disorder。英语表达能够体现强迫思维和强迫行为，德语表达无法体现这种区别。相比单纯的强迫思维，强迫行为更加常见，但是并不能确定两者的比例。因为单纯患有强迫思维的病人很少寻求治疗，所以根本无法统计官方数字。据估计，前往医院就诊的强迫症患者中，只有1/10单纯患有强迫思维，其余都是强迫行为的患者，强迫思维有可能伴随着这些患者。

强迫行为

最常见的强迫行为包括检查强迫（Kontrollzwänge）和清洁强迫（Waschzwänge）。有时候，不了解强迫症的非专业人士和非强迫症患者会觉得强迫症患者一遍又一遍地跑回家检查门是否锁了，或者是站在洗手池前一次又一次地洗手很可笑。这些人不知道强迫症患者有多痛苦。强迫症甚至能毁了他们的整个生活。为了检查门是否锁了，强迫症患者早上会花几个小时的时间站在门前做这件事。因为无法按时上班，他们会被解雇，最终变得与世隔绝。检查强迫可能涉及所有可检查的事情或者看似可检查的事情。检查电器是否断电，检查车门是否上锁，或者检查银行结单。工作中，检查强迫严重影响工作进度。对工作而言，检查强迫既有利也有弊。以D博士为例，做研究的时候，他总是一丝不苟。他竭尽全力探讨和引用所有与其课题相关的文献。一方面，他是同事中最精于文献的人；另一方面，他总也收集不完文献，因此耽误了论文在期刊上的发表。检查强迫使其成为一个严谨的学者；同时，检查强迫阻碍了他在学术道路上的发展。

和检查强迫一样，清洁强迫也会影响患者的正常生活。他们会花几个小时的时间洗手或者洗澡。因为害怕感染细菌，他们每次出门回来或者和人握手之后，都要洗手或者洗澡；为了避免细菌，有些人甚至在家里建了隔离室。很多时候，全家人都要遵守他们那些荒谬的卫生规定。曾有患者在一年之内多次搬家，因为他觉得只有这样才能摆脱细菌。有些人回避与人交往，因为害怕和别人握手之后会感染细菌。这往往导致工作中无法克服困难，并使正常生活变得不可能。

检查强迫和清洁强迫是两种最为常见的强迫行为。数数强迫（Zählzwang）是一种相对少见的强迫行为。日常生活中，患者会不停地数数，数楼梯的台阶数，数钟响的次数，数他们所经过的房子有多少扇窗户。但对孩子来说，见到什么都要数一数，是完全正常的（儿童强迫症）。一些患者必须数到特定的数字。爬楼梯的时候，他们所爬的台阶数必须是这个数字的倍数；如果不是，就要换一条路，有时甚至要再爬很长一段楼梯。他们所做的一切都要受这个数字的支配。他们在工作的时候，工作时间要是这个数字的倍数，资料页数也要是这个数字的倍数。如果一本书的页数不是这个数字的倍数，那么他们是不会用这本书的。为了遵守这个数字，他们会不断重复工作步骤。数数强迫有时会使得患者无法着手工作或者无法完成工作。

收集强迫（Sammelzwang）是另外一种强迫。患者会一连几十年一天不落地收集报纸。有收集强迫的人，家里堆满了他们收集来的东西。有些人收集垃圾，并对垃圾进行分类，挑出在任何情况下都不能扔掉的东西。前面提到的D博士，家里堆满了期刊和文献，东西多得人都进不去屋，他只好另找一间屋子存放资料。

还有一种比较少见的强迫形式，患者不断地声明他们没有犯错，一再向身边的人确认这一点。

有些强迫症患者必须不停地触碰别人，这说明，对一些强迫形为而言，一个相对简单固定的动作，即一个运动机能因素起着主要作用。对强迫症的生物学解释来说，这是一个重要的细节，会在下一章介绍抽动症（Tic）时细说。

秩序强迫（Ordnungszwang）也会致病。霍夫曼于1994年举过一个令人印象深刻的例子，是父亲给14岁的儿子建立秩序。儿子做作业的时候，必须填表，包括作业内容和所需时间。儿子还得签字确认所有作业都是认真完成的。父亲在检查作业的时候，会通过摇铃的方式把儿子叫过来，告诉他哪里做错了。如果顺利完成一切，父亲和儿子会在表格上签字，之后这张表格被收进文件夹里。这种秩序强迫不仅能够证明强迫行为的仪式性特征，而且能够说明强迫症患者的家属也深受其害。

　　秩序强迫还很好地说明了一点，正常的行为和真正的强迫症之间存在着过渡。霍夫曼的例子是非常绝对的，但不是所有异常状况都像这个例子这么绝对。遵守规则这件事，对于一些人而言是再正常不过的，对另外一些人而言则是麻烦、刻板、不正常的。强迫行为什么时候成了真正的强迫症，即使是熟悉这种病的医生也不是总能轻易地判断出来。但是，不能因为难以区分，就把强迫症简单地理解为强迫症患者只是过分整洁、拘泥细节的人。长期以来，这种误解掩盖了强迫症患者真正的痛苦。

　　因此，对强迫症和强迫型人格障碍加以区分也很重要（弗洛伊德提出的概念"肛门型性格"让我们重新关注人格障碍）。强迫型人格障碍的特征是爱整洁、守秩序、吝啬、不灵活乃至顽固。无论对待工作还是对待生活，有强迫型人格障碍的人都尽可能地小心谨慎，一丝不苟。这种人追求完美、过分关注细节，导致他们无法按时完成工作或者根本完不成工作，而只有这时他们才会引起人们注意。按照德国精神病学的习惯，强迫型人格障碍是强迫症发病前的人格结构（Prämorbide Persönlichkeitsstruktur）。在生活压力下，强迫型人格障碍有可能发展成有症状（强迫行为和强迫思维）的强迫症。然而，按照英美国家精神病学的传统，人们更愿意把强迫症解释为焦虑症，强迫症症状和人格特征向来是分开来看的。此外，还有一个区别，强迫症患者认为自己的行为是荒唐无意义的（自我否定），而有强迫型人格障碍的人觉得自己的行为是正确的（自我肯定）。甚至，更确切地说，他们坚信只有自己的行为才是正确的。

研究表明，只有大约10%的强迫症患者同时表现出强迫型人格障碍的特征。对强迫症和强迫型人格障碍加以区分是很有必要的。当然，我们也不能否认，两者之间存在交叉的情况。秩序强迫的例子告诉我们正常和异常的界限并不总是那么分明。旅行之前，检查车票、信用卡和其他重要证件是很正常的，但是，强迫症患者会花几个小时的时间来检查这些东西，并可能因此错过启程日期。区分正常行为、强迫型人格障碍和强迫症，不是那么容易。

强迫人格（Zwanghafte Persönlichkeit）以及强迫人格和强迫症的界限是我们必须始终注意的两个问题，因为直到今天，提到强迫症，人们还是会想到古怪、固执、吝啬和过分重视秩序。以偏概全地评价一个人，无论道德上还是道理上都是行不通的。这样的评价导致人们忽略了强迫症患者健康、正常的一方面。有时候，这样的评价还会掩盖强迫症患者真正的痛苦，因为人们把强迫症错误地理解为脾气古怪。当然，也有少数症状不会妨碍患者的日常生活。但是，我们不能因此低估强迫症的危害。

强迫思维

强迫思维包括强迫怀疑、强迫担心、强迫想象和强迫冲动。

强迫怀疑指的是，患者不能确定自己行为的后果，总是担心造成了事故。比如，害怕开车时轧死了人。很多时候，为了确认这些强迫思维并没有出现，患者会马上采取强迫行为，他们会一次又一次地从同一段路重新出发。

强迫担心和强迫想象更多的是担心别人，而不是自己。患者眼前会出现事故和灾难的恐怖场景，比如飞机坠毁后堆积成山的尸体，洪涝灾害中溺水而死的人，发生火灾时被烧着的人。他们经常觉得自己对此负有责任（病态的负罪感）。

强迫冲动指的是，当患者感觉到冲动的时候，有可能伤害他人，尤其是手里拿着危险物品的时候。比如，害怕手里拿刀的时候，认为不体面或尴尬，从而伤到自己的孩子；或者，过桥的时候，害怕把孩子从高空扔下去。再比如，在不恰当的场合突然开始骂人。强迫冲动还可能和性有关，到了特定的地点，突然开始脱衣服。然而，这种冲动几乎没有实现过。显然，存在一种内在的控制力，使这些冲动无法付诸行动。

最后，还要再介绍一种非常罕见的强迫症，所谓原发性强迫缓慢（Primär Zwanghafte Langsamkeit）。患者的日常行为就好像是电影慢动作。"原发性"这个定语说明，这种极端拖延并不是其他强迫症症状的结果。这种缓慢是先天的，涉及日常生活。

上述强迫行为和强迫思维，尽管内容不同，却有着共同之处，这些共同点和强迫症的结构有关。也就是说，清洁、收集、遵守秩序等这些行为本身并没有毛病，而某些主观的和客观的伴随现象使这些行为成了强迫行为。

强迫症患者被迫做出一些行为，如果不检查或者不洗手，他们会感到非常恐惧。还有一些患者表示，如果不做这些强迫行为，他们会感到不安、紧张或者烦躁。虽然强迫症患者也想抵抗强迫思维或者强迫行为，因为他们认识到自己的行为或者思维很荒唐。但是，他们最终向恐惧低头，放弃了抵抗（产生强迫冲动的时候，患者虽然不想做出伤害他人的事情。但是他们却不得不一直想着这件事）。

强迫症患者的认知是非常矛盾的。强迫症的定义包括这样一点，患者承认自己的行为是荒唐的。强迫症患者是必须承认这一点的。因为如果缺乏这种认知，也就是说，患者认为他的行为是得体的，那么，这就属于幻想了。身处幻想的病人不再能够判断，什么是真实的，什么是非真实的，他与现实失去了联系。对当事人以外的人来说，这种幻想是无法体会。然而，强迫症患者不存在这个问题，他们能够认识到自己的行为是荒谬的。

可是，强迫症患者会找理由为自己辩解。比如，他会说，他不停地洗手，是为了避免细菌感染；或者，他会说，他检查门是否锁了，是为了避免小偷进家偷东西。这些解释看似很有道理，其实不然。继续以清洁强迫为例：从医学角度来看，洗手太勤会损伤双手，导致抵御细菌的天然屏障遭到破坏。细菌渗透皮肤，感染概率反而增大。这些患者双手经常发炎，这为细菌滋生提供了温床。理论上，通电的熨斗确实有可能引发火灾，强迫症患者的解释是有道理的，但是，在想到"我要是没关熨斗怎么办"这个问题的时候，这样一个解释不但解决不了任何问题，反而会促使他们采取强迫行为。正常人检查一遍就够了，强迫症患者则需要一遍又一遍地检查。强迫症患者的行为是荒谬的。强迫症患者的一大特征就是，在涉及与强迫症有关的事情时，他们会做出病态的、消极的、不理智的风险评估。强迫症患者认为乘车、购物、与同事交往或者参加休闲活动都会感染恶性细菌，但实际上并不会。对小概率事件和正常人不会觉得有问题的事情，强迫症患者都会设想各种不利的可能性，总是假设所有可能性中最不利的一面，以偏概全，并试图采取预防措施防止它的发生。

虽然强迫症患者认识到这样做是毫无意义的努力，但是，他们无法停止强迫行为或者抑制强迫思维。家人和朋友很难理解这一点。一般人会觉得，如果能够认识到自己的行为是无意义的，那么，就应该能够不去出现这些行为。解释强迫症的时候，少不了一个关键点，那就是强迫症患者的这种无能为力。下面这个外科医生的例子（拉斯穆森和佐哈尔在1991年举的例子）告诉我们，即使论据再合理，也没有办法说服强迫症患者不去做那些没有意义的事情。因为害怕腹股沟疝，这个外科医生每天都要数百次地检查自己的腹股沟。由于检查过于频繁，他甚至得了溃疡。作为医生，他很清楚自己的问题，但是，他就是不能停止给自己做检查。

通常，强迫症患者无论如何也要试着隐瞒自己的强迫行为，这说明，强迫症患者也知道自己的行为是荒唐、无意义的。有洗手强迫的患者，常年看皮肤科医生，但是，他们不会向医生透露反复洗手才是他们得皮炎的真正原因。因为强迫症患者不愿意透露自己的病情，所以经常引起误会，甚至导致他们被孤立起来。霍夫曼在1994年介绍过一个例子，一个年轻女孩严格回避所有和死亡有关的人和事。因为她的家人不知道这一点，女孩对亲戚、朋友的粗鲁和敌对行为导致不断的分歧与不和。一般来说，只有家庭矛盾激化到一定程度，强迫症患者才会透露他那些对外保密的特殊规矩。

有时，整个家庭都会受到强迫症的牵连。比如，为了避免有害细菌被带进家里，配偶和孩子每次回家，都必须脱掉所有衣服，进行复杂的消毒。全家人会结盟，对外保密。这就导致强迫症患者一般都是患病多年以后才开始寻求治疗的。平均发病十年以后，强迫症患者才会入院接受治疗（不能及时接受治疗的另外一个原因在于，很多人错误地认为强迫症是治不好的）。

不断恶化是强迫症的另外一个特征。比如强迫冲动，因为害怕伤人，开始时患者只是手里不敢拿刀，很快就变成了手里不敢拿尖的东西，比如铅笔或者开瓶器。还有一个例子，一名护士害怕通过患者血液感染艾滋病。后来，她的这种害怕扩展到所有红的东西。一个女病人说，刚开始只有墓地会引发她的回避反应，之后，所有和死亡或者永生有关的表达都会引发她的回避反应，包括和她父母去世日期一样的数字或者她母亲去世前住的病房号。如果账单里包含这些数字，她就没有办法在超市付款。

随着病情发展，一种强迫症可能变成另外一种强迫症。清洁强迫可能变成检查强迫，反之亦然。强迫症很少局限于一种类型，通常由多种强迫行为和强迫思维复合而成。据估算，大约70%—90%的患者同时患有强迫行为和强迫思维。

对一种疾病做出诊断，必须能够明确定义这种疾病，并且能够把它和类似疾病区分开来。两个组织分别提出了强迫障碍的诊断（Diagnose der Zwangsstörungen）。一个是美国精神病学会出版的《诊断与统计手册：精神障碍》，另一个是世界卫生组织提出的《疾病和有关健康问题的国际统计分类》（第10次修订本）。表1是《疾病和有关健康问题的国际统计分类》（第10次修订本）对强迫症做出的诊断标准（Diagnostische Leitlinien），与《诊断与统计手册：精神障碍》对强迫症做出的诊断标准基本一致。表2是强迫型人格障碍的诊断标准。强迫症和强迫型人格障碍的区别已经做过介绍了。这样的诊断标准并非唯一有效，而是专家们基于迄今为止的经验数据做出的决议。某种程度上，这是各方观点的中和。

　　附录是"耶鲁－布朗强迫量表（医生用表）"，也就是测定强迫症症状严重程度的量表。

表1：强迫症的诊断标准

　　患者必须在连续两周中的大多数日子里存在强迫思维或强迫行为，或两者并存，并且这些症状引起痛苦或妨碍正常活动。强迫症症状包括下列特征：

　　1. 是患者自己的思维或冲动，不是外界强加的

　　2. 至少有一种想法或行为仍在被患者徒劳地加以抵制，即使患者已经不再对其他症状加以抵制

　　3. 想法或行为令患者感到不快（紧张和焦虑的缓解不算真正意义上的愉快）

　　4. 想法或冲动总是令人不快地反复出现

来源：《疾病和有关健康问题的国际统计分类》（第10次修订本）。

表2：强迫型人格障碍的诊断标准

　　1. 优柔寡断，过分谨慎，表现出深层的不安全感

　　2. 完美主义，反复核对检查，过分注意细节。这与任务的重要性不相匹配，导致丧失对总体情况的把握

　　3. 过分认真，顾虑多，为了成效，不惜牺牲身心愉悦和人际关系

　　4. 拘泥迂腐，因循守旧，不善对人表达温情

　　5. 刻板、固执，总是要求别人适应自己的办事方式

　　6. 经常有不符合预期的思想或者冲动闯入意识，但还达不到强迫症的程度

　　7. 所有活动，都必须不厌其烦地提前做好细致的、不可改变的计划

来源：《疾病和有关健康问题的国际统计分类》（第10次修订本）。

强迫症和其他精神疾病

如果表1里的条件都满足，那么，强迫症症状就构成了一种疾病，这种病就叫强迫症。然而，有时很难对强迫症和其他精神疾病加以区分。因为强迫症症状也可能出现在其他精神疾病中，强迫症症状仿佛是一种伴随症状，但却不是真正的强迫症。

强迫和抑郁之间似乎有着密切联系，因为约1/3的强迫症患者同时患有临床意义上的抑郁症。一般来说，先出现强迫症，后出现抑郁症。发病一段时间以后，强迫症及其相关问题最终发展成抑郁症。但是，即使在抑郁症发病初期，强迫症症状也会占主导，所以才有了"强迫性抑郁症"这个概念。因此，区分强迫症和抑郁症，有时候是很困难的。

这也适用于区分强迫症和焦虑症。长期以来，强迫症被视为焦虑症的一个亚型，比如恐惧症（Phobie），这充分说明焦虑和强迫有着密切关系。现在，这种分类已经过时了——强迫症从焦虑症中分离出来，成了一种独立的疾病。从专家们的讨论可以看出，强迫症属于焦虑症是存在争议的。强迫症患者也会焦虑，这是强迫症和焦虑症一致的地方。但是，强迫症患者知道自己的焦虑是没有意义的，而对焦虑症而言，比如广泛性焦虑症（Generalisierte Angsterkrankungen），这些焦虑是真的让人感到忧虑的。超过一半的强迫症患者另外患有惊恐发作（Panikattacke）。和强迫症一起出现的惊恐发作通常和强迫担忧有着密切关系，比如害怕接触脏东西。如果疑病症（Hypochondrische Angst）和强迫症一起出现，那么经常是和检查强迫一起出现的。一般来说，强迫症患者的疑病症不涉及自身健康，通常是关于别人的，强迫症患者怀疑别人可能因为自己的缘故得病或者遭遇不幸。这也适用于与强迫症有关的恐惧症。但是，不是总能轻易判断，是恐惧症伴随着强迫，还是强迫症伴随着恐惧。随着病情发展，才能看出到底应该如何归类。

如果强迫担忧严重到了出现幻想，也有可能是妄想症，类似一种精神分裂。有些强迫症患者身上显现出一系列特征，这些特征虽然不符合精神分裂症的诊断标准，但却符合分裂型人格障碍（Schizotypische Persönlichkeitsstörung）的诊断标准。分裂型人格（Schizotypische Persönlichkeit）的特征包括社会隔离、不相信其他人或者误以为周围各种各样的事情都与自己有关（关系思维）。评估强迫症治疗效果的时候，分裂型人格障碍的存在是个不良的预后因素。

人格解体现象（Depersonalisationsphänomen）也会出现在强迫症患者身上。人格解体是一种感觉，感觉从自己的身体或者精神脱离，好像机器人或者做梦一样。人格解体现象可能和精神分裂一起出现，也有可能单独出现。

二、强迫症的比例和发展

十年前，强迫症还被认为是一种相对罕见的疾病。然而，最新研究表明，约1%—2%的人口患有强迫症，在德国约有100万强迫症患者。过去之所以没能对强迫症的发病率做出正确统计，原因在于统计调查时，强迫症没有被作为一个独立的病症，而是和其他精神疾病捆绑起来。此外，强迫症患者很少接受住院治疗，因此，医院的调查数据也不能正确反映强迫症患者占总人口的比例。强迫症患者占总人口的比例被低估，还有一个很重要的原因，那就是强迫症患者很少公开自己的病情。强迫症是一种"隐藏起来的病"。很多时候，强迫症患者需要花费双倍精力，一份精力用于应付强迫症，另一份精力用于在其他人面前——工作中、家里，或者扮演其他社会角色——假装正常生活。平均来看，症状出现七年以后，强迫症患者才开始寻求治疗，十年以后，才开始住院治疗。不幸的是，由于不了解新的治疗方法，患者对于治愈强迫症不抱希望，在今天依然如此。大多数情况下，患者是因为和强迫症一起出现的伴随疾病，比如抑郁或者焦虑，才去看医生的。因此，尤其在精神病学实践中，人们应该予以强迫症更多关注。据美国最新数据估算，接受门诊治疗的精神病人，至少有1/10存在强迫现象。

强迫症在男性和女性中的发病率基本一致。男性更容易患检查强迫，女性则是清洁强迫。男性比女性平均早大约五年患病，检查强迫可能在青春期就已经出现了。病程最初是逐步渐进的，直到成年才发展到需要治疗的程度。清洁强迫则通常是突然发病。一般情况下，患者能够清楚说出，她是在哪一天，在什么情况下发病的。清洁强迫始于成年后不久。总体来看各种强迫症，2/3 在 25 岁前发病，只有 5% 在 40 岁之后发病。

大多数情况下（85%），强迫症的发展是慢性的，强迫症也可能分阶段地退居幕后，患者基本没有感觉。约 1/10 的强迫症患者面临着病情不断恶化。不过，也有一些特殊情况，可以通过难得一见的症状看出病情发展。准确描述强迫症的发展是不太可能的。一方面，前面已经介绍过，强迫症患者倾向于隐瞒自己的病情。研究强迫症发展的时候，被隐瞒的这一部分，也就是病情不太严重的这一部分，是没有包括进去的。另一方面，确实有效的治疗方法是近几年才发展起来的。这些方法对强迫症晚期的疗效如何，目前还没有办法做出最终判断。

家庭内部会出现若干强迫症患者。因此，人们认为强迫症存在遗传因素。但是，家族遗传的影响究竟有多大，目前还没有明确答案。父母患有强迫症，其子女的患病率在 5%—25% 之间波动。波动的原因在于，部分相关研究把强迫型人格障碍视为家族负担因素。如果把这一点考虑进去，遗传因素的影响是不准确的。同样，特定的生活事件在何种程度上影响着强迫症的暴发，也是不确定的。导致生活发生重大改变的事件，比如转学或者换工作，结婚生子或者亲人去世，都是非常关键的。

三、儿童时期的强迫症

儿童的很多行为方式会让人想到强迫，但这些行为是完全正常的：数台阶、数地砖、数房门、避开或者跳过墙上和路上的接缝、换韵、不停重复特定的旋律和其他仪式化的行为方式。这些游戏中常见的行为不是病态的。我们现在知道，这些行为对成年后的强迫症发展影响不大。

然而，也确实存在儿童强迫症。男孩经常在7岁以前发病，而女孩的发病高峰是在青春期。家里得强迫症的人越多，儿童出现强迫症的可能性就越大。儿童期出现的强迫症对成年以后的强迫症发展有消极影响。

儿童强迫症也主要是清洁强迫和检查强迫。既有强迫行为，也有强迫思维。内容和成人基本一致。强迫症症状也会不断恶化，随着年龄增长，最终影响整个日常生活。一个5岁的小女孩说，穿过花园大门的时候，她总是要往后和往前走四次。9岁时，不这样重复500遍，她根本没有办法出门。

儿童也倾向于隐藏自己的强迫症。他们能够在一定程度上有意识地控制自己的强迫行为。这往往会导致家长的误解和额外的责备。家长很生气，为什么孩子在学校、在朋友和陌生人面前能够控制自己的行为，而在家里就不行。在外面，孩子们必须非常努力地克制自己的强迫行为；而在家里（或者他们觉得受负面评价威胁最小的地方），强迫行为就会变得克制不住的强烈。患有妥瑞氏症（参见第二章第二部分）或者其他抽动症的孩子也是这样的。家长们必须明白一点，如果孩子竭尽全力在社会环境中表现正常，那么，回家以后他们是不能再克制自己的强迫行为的。家长不应该反复警告孩子克制自己，而应该多安排有意义的活动，明确规划日程安排，以及开展体育运动。任何形式的压力都会使症状恶化。

儿童强迫症患者也会伴随着其他精神疾病，这些精神疾病的种类和数量跟成人基本一致。儿童强迫症很少单独出现。超过2/3的儿童强迫症患者同时患有另外一种精神疾病，通常是抑郁症或者焦虑症。在强迫症的影响下，这些病的症状更加明显。

四、孕期强迫症和产后强迫症

怀孕和分娩对强迫症有何影响，至今没有明确解释。根据为数不多的相关研究可以推测，怀孕和分娩有可能导致强迫症的暴发并使其恶化。孕期和产后是两个身心压力都很大的阶段。一般来说，孕妇和妈妈的强迫思维或者强迫行为主要是担心胎儿或者孩子受到伤害。年轻的妈妈们要求新生儿周围的环境必须非常干净，要求很多，从长达数小时的奶瓶消毒到禁止爸爸或者其他亲属接触孩子。这些卫生要求不仅是为了保护强迫症妈妈自己，也是为了保护孩子。要求越多，越担心。

同样，怀孕期间存在脏东西、传染病、化学品或者辐射会对胎儿有潜在伤害的担心，也是具备强迫症特征的。例如，将无法怀孕归咎于周围环境，这说明可能正在形成强迫。对孩子无微不至的照顾也可能是出于恐惧，总是害怕孩子受到伤害。一位年轻妈妈表示，听到和危险物品有关的词，她就会产生恐惧。此外，她还有强迫想象，想象死去的孩子会从天上掉下来。

和其他强迫症患者不同，孕妇或者年轻妈妈没有办法回避那些令她们感到忧虑和恐惧的场景。她们不得不一直照顾孩子，压力非常大。这就可能引起病情恶化。这很有意思，因为理论上其实是有这样的期待的：妈妈们因为长期受到刺激，所以变得习惯，继而出现病情好转（参见第四章第一部分行为疗法的前提）。

强迫症倾向于在成年后不久发病，一般来说，这也正是第一次为人母的年纪，所以没有办法确定，是怀孕分娩导致的强迫症，还是怀孕分娩只是若干压力因素中的两个。关于这一系列问题，至今没有一个统一的理论。

第三章　—————　强迫谱系障碍

英美文献特别喜欢讨论这样一系列疾病，它们曾被归为其他疾病类别，但其实更应该纳入强迫症。这一系列疾病被称为强迫谱系障碍（Obsessive-compulsive-spectrum-disorders），即在更广泛意义上显露出一系列类似强迫现象的疾病。这种类似不仅体现在症状和病情发展上，而且体现在治疗策略上，同样的治疗策略既能治好强迫症也能治疗强迫谱系障碍。因为以前被认为不太常见，所以患者和家属对强迫谱系障碍几乎不怎么了解。因此，值得在此对一些重要的强迫谱系障碍进行简单介绍。另外，为了理解强迫症的神经生物学基础，后面的章节会对强迫谱系障碍的重要方面加以说明，尤其是那些有助于理解和强迫症相似之处的方面。当然，这里不可能全面介绍所有病症。表3是一些属于强迫谱系障碍的疾病。需要注意的是，分类方式多种多样，这里选择了一个尽可能全面的分类方式。

表3：强迫谱系障碍

1.冲动控制障碍
——拔毛症
——偷窃狂
——赌博成瘾
——购物狂
——自残倾向

　　——性瘾强迫症
　　——广义的冲动型人格障碍，如边缘型人格障碍和反社会型人格
　　　障碍
2. 抽动症（妥瑞氏症）
3. 进食障碍
　　——神经性厌食
　　——贪食（暴食）
4. 和精神分裂症、抑郁症有关的障碍
　　——有强迫障碍的精神分裂症
　　——分裂型人格障碍
　　——强迫抑郁症
5. 躯体形式障碍
　　——疑病症
　　——畸形恐惧（非妄想型畸形恐惧症）
6. 解离症
　　——人格解体障碍

一、冲动控制障碍

　　下面将概述一系列疾病，它们的特点在于，患者无力抵制
突如其来的冲动，比如偷东西、自残或者沉迷赌博。和强迫症
患者一样，冲动控制障碍（Impulskontrollstörungen）患者也没
有办法克制自己不去做那些强迫行为。冲动之所以如此强烈，
是因为行为是完全自发的，不经考虑没有计划。相反，强迫

症患者试图抵制强迫行为，越是抵制越是恐惧和焦虑，最终不得不放弃这种抵制。两者的另一个区别在于动机。强迫症患者试图减少自己的不适和不快，冲动控制障碍患者则听任自己的冲动，从中获得一种幸福感和快感，或者至少是某种程度的满足。此外，还可以通过对待风险的态度区分强迫症和冲动控制障碍。强迫症患者倾向于排除和避免一切可以预想到的风险，即回避风险（Risk Avoiding），冲动控制障碍患者则把自己置身危险之中，即寻求风险（Risk Seeking）。就一个单独的病例而言，不是总能区分冲动控制障碍和强迫症。一些学者认为，这是一个疾病谱系。在这个谱系内，一端是冲动控制障碍，其行为是一时冲动的，没有经过深思熟虑的；另外一端是强迫症，患者试图抵制强迫行为，深思熟虑之后最终还是那么做了。冲动控制障碍和强迫症之间是一系列代表过渡性的疾病，这些疾病或多或少地显示出两个极端的特征。这也就是说，人们会在强迫症患者身上找到冲动控制障碍的特征，强迫症的特征同样也会出现在冲动控制障碍患者的身上。

诚然，不是所有和强迫症相似的疾病都能在强迫谱系障碍里找到自己的位置，但是冲动控制障碍和强迫症很好地说明了一点，在过去分得很清的疾病类别中，居然意外地发现了类似的现象。更有意思的是，这些医学观察，一开始只是通过单纯的病情观察得出的现象，但是它们却越来越多地被神经生物学的知识所证明和解释（参见第三章）。临床数据和神经生物学相互证实强迫症和冲动控制障碍可能存在某些共同点。因此，研究这些强迫症以外的障碍是有意义的，一场关于精神疾病重新分类的重大变革正在上演。在这种新的分类及相关知识的推动下，人们有望进一步了解强迫症。

拔毛症

拔毛症（Trichotillomanie）的特点是患者不由自主地反复拔掉自己的毛发。通常是拔掉头发，也有些人会拔掉眉毛、睫毛、胡须、腋毛或者阴毛。一些患者把这种行为扩展到孩子或者伴侣身上。秃头的地方可能是一块一块的，也可能是整个头皮，患者因此容貌受损。

拔毛症大概在青春期开始发病。小孩儿拔头发是暂时的，非病态的。这种病是慢性的，症状分阶段减轻，不治疗可持续数十年之久。拔毛症的患者通常是女性。拔毛症确实不太常见，不过，人们也确实低估了它的比例。因为拔毛症患者会隐藏自己的病情，或者他们主要在皮肤科就诊，而没有认识到真正的问题所在。

强迫症患者会克制自己的冲动，而拔毛症患者则放任自己拔掉头发的欲望。一些患者说，拔完头发，一种满足感油然而生。就这点而言，拔毛症和强迫症是截然不同的。

拔毛症和强迫症的相同之处在于，拔毛症也是不断重复某一动作。拔头发是有一定之规的。患者会找特定的头发，用特殊的方式拔掉它们，或者拔成完全对称的发型。另外，拔毛症患者还会舔头发、嚼头发或者把头发吞下去。像强迫症患者一样，一部分拔毛症患者也会对自己的行为持否定态度，一连拔毛几个小时之后，患者丝毫没有感到轻松。当然，这一点在清洁强迫或者检查强迫患者身上更为明显。

对强迫症有效的药物，也能改善拔毛症，这一事实说明拔毛症和强迫症确实有着密切关联。神经生物学模型也推测拔毛症和强迫症相互关联。

偷窃狂

偷窃狂（Kleptomanie）会不由自主地偷一些对他们而言没有用处或者没有价值的东西。偷来的东西被收藏起来，毁掉或者送人，有时也会归还失主或者用于慈善目的捐赠出去。患者认为自己的行为是错误的，很多人会产生负罪感，但是他们却不能控制自己不去偷东西。一方面，突如其来的偷窃欲望，患者所说的偷东西时产生的快感和轰动效应，这两点说明偷窃狂更像是一种冲动控制障碍；另一方面，偷窃狂又显示出和强迫症相似的特点。从患者的陈述可以看出，偷窃狂和冲动控制障碍的一个具体区别在于，有时候，偷窃并不是突发奇想，而是有目的的，是为了减少焦虑或者不适才去偷东西的。和强迫症患者一样，偷窃狂如果克制自己想要偷东西的欲望，他们就会倍感焦虑。不是每次偷东西都会产生快感，也不是每位患者都会产生快感。羞耻感以及承认自己的行为是荒唐的表明偷窃狂对自己的行为持否定态度。和强迫行为一样，偷窃也是有规则的，具有仪式化的特征。有些患者只在工作场合或者只在特定的店里偷东西，比如只在超市偷东西；或者只偷特定的东西，比如只偷衣服。

我们不太清楚偷窃狂的比例如何。相比男性，女性更容易成为偷窃狂。这种病可能是慢性的，持续多年或者只是一段短暂的插曲。

直到目前为止，没有针对偷窃狂的有效治疗。因为偷窃狂还经常患有抑郁症，所以治疗时会用到抗抑郁药（Antidepressiva），但是只在个别病例身上看到了疗效。

赌博成瘾

在美国，赌博成瘾（Spielsucht）现在已经成为一种不容小视的健康问题。以前，赌博成瘾的男人只有赌场一个地方可去，现在，合法的赌场，特别是为以电脑游戏为潜在的赌博成瘾患者提供了一个非常广阔的市场，而且这个市场还在不断扩大。赌博成瘾患者中，女性和青少年的比例也一直在提高。

虽然德语将之称为赌博"成瘾"，但它其实并不属于成瘾性疾病。美国的表达"病理性赌博"(Pathologic Gambling)更为中立,给分类留有余地。事实上,进行分类是非常困难的。

和强迫症患者一样,赌博成瘾患者在赌博之前,也会感到焦虑和紧张。把赌博成瘾归入冲动控制障碍,原因在于赌博本身和满足感、愉悦感有关。患者欠债越来越多,形成恶性循环,影响社会生活,引发家庭矛盾。患者会用为了搞到钱这个借口为自己的赌博行为进行辩解。据平均估算,赌博成瘾患者在接受治疗之前已经欠债约四万到八万欧元。

直到目前为止,还没有系统研究过选择性血清素再吸收抑制剂对赌博成瘾的治疗效果。使用其他精神病药物进行治疗的尝试也都失败了。心理疗法,主要是认知行为疗法,也是以治疗患者身上额外存在的人格障碍为主的。对一些患者而言,加入有家人和其他患者参与的互助会以及互助项目是一个解决办法,可以争取尽早解决债务问题。在美国,越来越多的匿名赌博成瘾会按照匿名戒酒会的方式建立起来。

酒精依赖症

人们很早就认识到酒精依赖症(Alkoholismus)的症状并不是统一的。酒精依赖症患者既属于酒徒,但又不同于酒徒,他们身上经常有冲动控制障碍。根据克洛宁格建议的分类,这些病人属于Ⅱ型酒徒。他们嗜酒明显是由遗传决定的。

酒精依赖症指的是那些通常在青少年时期就开始饮酒，有反社会行为的男人。一般来说，他们的父亲也同样是酒精依赖症患者，身上也有类似的反社会人格特征。现在有很多神经生物学和神经药理学的观察研究，我们通过这些观察看到Ⅱ型酒精依赖和以对外（对周围环境和身边的人）或对内（自杀）攻击行为为特征的疾病有所关联。这些疾病是以神经递质（Neurotransmitter），即血清素（Serotonin）在新陈代谢过程中的变异为基础的（后文将具体解释两者关系）。攻击行为从童年的冲动型攻击行为，到青少年时期的说谎、偷窃、残害宠物、纵火，最终演变成年轻人伴随着酒精依赖的反社会犯罪生涯。这种行为说明，无法控制冲动是部分酒精依赖症患者的一个重要特征。

　　酒精依赖症患者的行为还具备强迫行为的特征，至少是部分具备，包括所谓"渴望"。"渴望"一词表明酒精依赖症患者始终对酒有一种强烈的渴求。其外在表现就是酒精依赖症患者经常有一种需要喝酒的强迫性冲动（这无法仅仅用戒断症状进行解释），他们有时也会像强迫症患者一样试图克制这种强迫。因为酒精依赖症和强迫症非常相似，所以用于对强迫行为进行定量统计的量表也能用于评价酒精依赖症。原本用于评价强迫症患者的诊断手段同样可以用于统计酒精依赖症患者的"渴望"。这证明，强迫症患者和酒精依赖症患者的一些行为模式是完全具有可比性的。

从常举的例子可以看出，冲动控制障碍和强迫症并不是每个方面都能分得清楚。在冲动控制障碍患者身上能够看到强迫现象，反之亦然，在强迫症患者身上有时也能看到冲动增强的迹象。强迫症患者也会做出自发的、不经思考的行为。对强迫症患者而言，占首位的不一定总是焦虑。也就是说，强迫症患者执行一定的规则，并不是为了避免焦虑，因为他们根本感觉不到焦虑。这些行为深入骨髓，却没有任何动机。一些强迫症患者会出现冲动控制障碍才有的现象，以特定的方式实施强迫行为之后，他们会产生一种满足感。对一些强迫症患者来说，只有当有了"这就对了"的感觉之后，他们才会停止强迫行为。一个患者说，电话必须响铃超过五十声，她才会接电话，她觉得这才是正确的响铃方式。清洁强迫和检查强迫的患者有时也会有这种感觉，这样洗手或者这样检查之后，他们会产生一种轻松的感觉。

二、抽动症（妥瑞氏症）

强迫症不仅和其他精神疾病有共同之处，而且还会出现在一系列神经疾病中，比如颅脑损伤、脑肿瘤、癫痫或者被称作舞蹈症（Veitstanz）的运动障碍。

显然，强迫症和被称为抽动症的运动控制障碍有着非常密切的联系。抽动症指的是不由自主发生的、不受控制的运动，其表现形式为肌肉痉挛或者更加复杂的运动单元。抽动症通常有明显的表现动作，比如眨眼、挤眉毛、身体前后弯曲或者向后甩；咬嘴唇、清嗓子、咂舌头、吐唾沫或者咳嗽，以及令人费解的发音或者喊叫也属于抽动症的症状。

妥瑞氏症是一种非常复杂的抽动症。1885年，法国人妥瑞首次描述了这种病，其特点是全身不同肌肉群不由自主地反复快速运动。一些患者会在几分钟之内做出非常复杂的空中跳跃。妥瑞氏症还体现在发音上，咂舌头、喊叫，以及强迫性地重复音节、单词和句子。不停说脏话（秽语症）也属于妥瑞氏症的一部分。

妥瑞氏症可在17岁之前首次出现病征，病因不明。很多神经学、神经生理学和神经病理学的研究表明，妥瑞氏症与基底核（Basalganglien）出现问题有关。基底核是大脑内部一系列神经核团组成的功能整体，主要负责控制自主运动。诸如开车换挡、开门关门、游泳和其他一系列下意识的动作，一旦学会，这些运动的协调就交由基底核负责。

越来越多的证据表明，强迫症患者还经常患有抽动症或者妥瑞氏症。反之亦然，相当数量的妥瑞氏症患者也有强迫行为和强迫想象。两种疾病明显具有相似的生物成因（据目前推测）。遗传学的研究证明强迫症和妥瑞氏症以及不太复杂的抽动症有着相同的家族倾向性。

　　病征身上也能看到明显的相似。妥瑞氏症患者能够控制自己不去做那些动作，几分钟或者几小时，这点和儿童强迫症患者很像。传统观念将妥瑞氏症视为自动症，而妥瑞氏症患者的主观描述动摇了这一传统观念，这些描述让人觉得妥瑞氏症和强迫行为更为相似。据抽动症患者介绍，他们会"心里犯痒"，迫切渴望完成这些动作，如果不做这些动作，他们就会非常不舒服。这和强迫症患者的描述相类似，强迫症患者也是不得不去做那些动作。从这一点来看，强迫症又和抽动症相类似。

　　此外，值得注意的是，强迫行为的运动过程是公式化的，变化非常少。各个国家强迫行为的类型基本相似，且多年来无显著变化。这说明有这样一个固定模式，这个模式可能是以控制或者执行某些运动时的器官欠缺为基础的，也就是生物原因。

　　传统观点认为，强迫行为出现之前会先出现一个认知过程，这个认知过程转换成行为，就成了强迫行为。另外一种观点将强迫行为理解为公式化的运动过程，伴随着一个认知过程，这个认知过程其实是一种尝试，试图将荒唐的强迫行为合理化，并使之变得可以解释。我们也可以把反复洗手、关门或者拧水龙头理解为抽动症。实际上，这些行为并不比一些抽动症复杂多少。在妥瑞氏症患者身上也能观察到相对复杂的运动过程，比如整理皮带或者跳舞，甚至是复杂的跳跃。

　　因此，一些学者大胆推测，伴随着强迫行为的思维过程其实是患者或周围的环境（可能是无意识的）的愿望，他们想要对自己荒唐的行为做出解释。患者试图用语言解释那些原本没有意义的行为。这种假设说明，强迫症不再被理解为由生长环境、幼年经历引起的所谓神经官能症（Neurose）[1]。

后文会对现有的关于强迫症成因的不同解释模型做进一步说明。

三、进食障碍

提到进食障碍（Eßstörung），人们最常讨论的莫过于它对健康的影响。然而，神经性厌食症患者身上还经常能够看到和进食障碍没有关系的强迫症症状，一般是清洁强迫、检查强迫和秩序强迫。因此，一些学者将厌食症视为强迫症下的一个分支。强迫和厌食始终随着病情发展同时存在。

另外一种和进食障碍类似的障碍，即所谓暴食症（Binge Eating Disorder），指的是不加节制地大吃大喝。暴食症和贪食症类似，发病时，患者不停地吃东西，直到吃了正常饭量的

---

1 在此，"神经官能症"这个概念仅用于说明传统的精神分析理论模型。虽然这个概念存在问题，但在这里不做深入探讨。只要知道"神经官能症"作为疾病名称已经从正式的精神病诊断分类系统中废除即可。

几倍，才肯停下来。和贪食症患者不同，暴食症患者在发病之后，不会通过催吐、服用泻药或者过度运动控制体重增长。暴食症患者同样也是无法控制自己的冲动。至今为止，这种障碍还没有被正式定义为一种疾病。对其发病率和病情发展，我们了解得很少。暂有研究推测，行为疗法和抗抑郁药或许能对暴食症有所帮助。

第三章 —————— 疾病模型：强迫症
患者何处受损？

一、理论前言

为什么会有人得强迫症，强迫症的成因是什么？这个问题不同于强迫症的发病机制，发病机制指的是在强迫症患者身上观察到的失常的生物特性或者精神结构和过程。这种区别在理论上非常重要。我们必须时刻想着这个区别，才能批判性地、建设性地看待现有的疾病模型。只有这样，才能避免产生根本性误解。

下文将从不同角度对强迫症患者的各种障碍加以说明。神经生物学证实了强迫症患者身上存在受损或者功能受限的结构。行为理论解释了强迫症患者失常的认知能力和学习过程。

导致大脑在学习过程中出现功能障碍的原因是什么，这是另外一个更为复杂的问题。我们以胃溃疡为例来解释两者之间的区别。我们现在知道细菌，即幽门螺杆菌是引发胃溃疡的元凶，接下来我们将观察到的（病理发展或者器官功能恶化）便是胃黏膜发炎，严重的话就成了胃溃疡。把胃换成大脑，就是：先是神经细胞结构受损，病理发展的结果就是我们所能观察到的病态的学习行为或者强迫现象。

据目前猜测，多种不同因素可能导致强迫症。有迹象表明，遗传，即基因是导致强迫症的一个原因。那些在强迫症患者身上观察到的新陈代谢异常的大脑结构，由于（各种形式的）基因缺陷，更容易出现问题。

专家们就免疫异常是否可能引起强迫现象进行过讨论。我们知道其他脑部疾病，比如多发性硬化症，由于指令错误，身体的防御细胞可能会攻击大脑里的内生组织。这种机制被称为自身免疫。防御细胞没有去攻击入侵者——细菌或者病原体，而是去破坏神经元或者和大脑结构相连的细胞。从为数不多的现有观察可知，消除异常免疫细胞能够改善强迫症症状。

人们发现，少数情况下，强迫症出现之前会先发生头部受伤或者大脑感染。人们猜测，链球菌感染（比如猩红热）可能损伤相应的大脑结构，尤其是儿童。鉴于这个原因，医生试图通过抗生素治疗这些疑似病例中的强迫症症状。

尽管有这些有趣的研究方法，但距离真正能够回答强迫症成因这一问题，我们还有很长一段路要走。如果得不到"强迫症是怎么形成的"这个问题的答案，那么，读者了解这些复杂的关系，又有什么用呢？

第一，关于强迫症病理机制的不同研究是理解现有治疗策略的重要基础。我们要明白一点，仅仅是找到病因对症治疗还远远不够。实际上，找到异常使之恢复正常也是一种治疗。医学上有很多这样的例子，维护系统功能或者器官功能的治疗，即使不能消除病因，也是有意义的。心脏起搏器能够维持心律失常的心脏，注射胰岛素能够替代功能失常的胰脏，免疫系统缺陷需要抗生素的帮助才能防御可能危及生命的感染。即使这些治疗并非针对病因，也没人敢小视它们。然而，遗憾的是，精神病领域却广泛地存在着一种误解，即针对病因的治疗才是有意义的治疗。

第二，精神病分类正在发生改变。以前是根据病因进行分类，现在是根据现象进行分类。旧的分类系统不再适合新的研究成果，必然发生改变。了解强迫症的异常功能，才能理解该领域的最新研究成果并对其进行正确分类。

第三，我们认识到还原主义（Reduktionismus）其实是有道理的。我们经常碰到这样的论断，一些复杂的过程，比如强迫（或者其他精神病症状）是没法被简化成生化异常过程并通过这种方式得以解释的。这种理解错误地判断了现代精神病学的研究方法。研究一定要先有一个低级目标，即尽可能准确地描述病态过程。虽然这个目标不能对疾病进行解释，但是为了在此基础上找到病因，这一步是必要的。

第四，对病人来说，这对了解自己所患疾病是非常重要的。把强迫症理解为一种器官疾病，说明人们试图对引起强迫症的生物机制进行解释，与此同时也表达了一种观点，强迫症患者是特定的神经细胞发生了病变，就好像心脏病人是特定的心肌细胞发生了病变一样。这种观点不会把一种病和整个人联系起来。该观点认为，除了病变的结构，还存在健康的结构。对强迫症患者来说，这种观点使人们不会做出他"完全疯了"，他"有点儿神经病"，他"性格有问题"或者其他类似的笼统的判断。强迫症和心脏病类比，一个是神经细胞出问题，另一个是心肌细胞出问题，这不仅有助于患者理解抽象的强迫症，而且大大减轻了患者的心理压力。

二、强迫症的神经生物学模型

神经化学物质失衡（Neurochemisches Gleichgewicht）

我们关于强迫症的了解主要来自强迫症治疗过程中所获得的知识。从药理学的治疗效果可以看出，血清素系统（Serotonin System）失衡对强迫症有重要影响。

虽然药物治疗在治疗其他精神病方面取得了显著成效，但精神病药对强迫想象和强迫思维没有什么治疗效果。无论是缓解焦虑的药物（比如苯二氮䓬类药物）还是治疗抑郁症或者妄想症的药物［比如抗抑郁药和抗精神病药（Antipsychotika）］都被证明发现不适合强迫症症状的治疗。在相对较晚的时候——20世纪80年代人们才发现，那时候用于治疗抑郁症的氯米帕明[1]（Clomipramin）和其他血清素再吸收抑制剂（Serotonin-wiederaufnahmehemmer）能够减轻强迫症症状。

---

1 别名为安拿芬尼（Anafranil）。

　　这些药物不同于其他抗抑郁药，它们的功效主要在于抑制血清素的再吸收。血清素是一种神经递质，一种作为信使在神经细胞之间传递信息的化学物质。传递过程遵循如下模式：神经细胞的突起通过所谓突触（Synapse）和其他神经相连。突起末端在突触上形成一个小的膨大部分，即一个突触小体，突触小体连到另外一个神经细胞的突起或者胞体上。

　　这种神经连接间的空间叫作突触间隙。所谓信使或者递质在神经细胞的突触小体里积聚、生产、向外输出用于传递信息，再回到细胞里。这种递质是由身体自己从特定物质里生产出来的化学物质。神经传导的电信号借助递质的帮助在突触里变成化学信号。信使的类型和被输出的信使数量决定了在神经之间传递的信息。

　　我们的大脑里有很多这样的神经递质。所谓"化学建筑学"（Chemoarchitektonik）指的是神经递质的分布。一些神经递质集中在特定的区域，另外一些则分散在大脑里（整个身体里也都有）。

　　血清素（5-羟色胺）在体内由氨基酸之色氨酸（Tryptophan）生成。关于血清素对大脑和其他器官的影响，我们现在已经掌握了很多细节。只有大约1%的大脑神经细胞使用血清素作为信使。近些年的神经生物学研究表明，血清素能够调节大脑的很多不同功能。血清素参与调节情绪、体温、血压、食欲和性欲，可导致冲动、呕吐和疼痛。我们现在深信不疑，血清素水平对不同的精神障碍（比如焦虑症、抑郁症、精神分裂症或者进食障碍）确有影响。

血清素甚至对强迫症的产生起着关键作用，这一认识主要是以神经化学研究以及治疗过程中所得观察为依据的。

这里首先要说的是血清素再吸收抑制剂的治疗效果（下一章讲强迫症治疗时会对这类药物分别进行介绍）。

神经学家从这类药物的疗效中获得了关于血清素代谢异常的重要知识。因此，我们有必要了解一下血清素再吸收抑制剂是如何参与这些新陈代谢的。它们在神经突起的突触小体上，也就是突触前膜上发挥作用。在这层膜上，也就是神经突起的外膜上有受体（Rezeptor）。受体是递质特有的活性中心。递质进入这些活性中心，就好像钥匙插进锁里。突触间隙的这一边（突触前膜）和那一边（突触后膜）都有这种受体。突触间隙通过信使耦合到膜上的受体，引起细胞内的一系列反应。通过受体，所谓第二信使被激活。第二信使在细胞膜和细胞内形成耦合。细胞内的新陈代谢过程因此受到影响，这些新陈代谢过程甚至能够影响遗传信息。所谓第三信使（人们现在知道，神经病药物能够改变第三信使）参与遗传信息的传导。这些过程不仅用于临时的信息传导，而且长期影响神经元的信息处理过程。

电脉冲对相邻细胞起刺激作用或者抑制作用，使它们能够加强或者削弱原始信号。此外，调节递质的释放还能引起长期反应，神经细胞会对特殊刺激做出反应，一条信息轨道就此被开辟出来。这种刺激循环使得特定的动作过程变得更加熟练或者特定的记忆痕迹被固定下来。

为了实现这些，神经细胞在其突起上从突触前膜释放出信使，比如血清素。血清素在相邻细胞突触后膜的受体上发挥作用。只有从突触间隙清除血清素，才能结束这种神经细胞之间的化学信息流。血清素的清除主要是靠突触前膜上的受体吸收它们实现的。也就是说，血清素是从哪里释放出来的，又回到哪里去。大部分物质在神经末梢，即细胞里分解，再吸收所谓突触前膜上的受体。

血清素再吸收抑制剂占据突触前膜上的受体，血清素没法再回到细胞里。这些药物使得更多的血清素用于对下级神经细胞产生持久的影响。

血清素再吸收抑制剂在治疗强迫症方面取得了显著疗效，但这种疗效却没有办法通过单个神经细胞的反应进行解释。血清素再吸收抑制剂在几分钟之内就开始起效。但直到几周以后，患者才会觉得自己的强迫症症状有所减轻。这种时间上的延迟需要结合其他方面的研究才能解释清楚。

血清素再吸收抑制剂治疗强迫症，另一个重要的研究便是强迫症患者血液或者脑脊液里的血清素浓度在多大程度上发生了改变。药物确实能够导致可供使用的血清素发生明显变化，因此，人们也期待着在强迫症患者身上找到"病态的"、异于常人的血清素浓度。关于这个问题的研究，有些结果是矛盾的。比如，相比健康的人，强迫症患者脑脊液里的5-羟基吲哚乙酸（一种血清素代谢物）的浓度有所提高。由此推测，强迫症患者的血清素被更多地代谢掉了。

通过抑制血清素再吸收，可供使用的血清素确实变多了，但从长期来看，这并不是什么问题。递质系统的动力不只由信使的数量调节，细胞能够对受到干扰的新陈代谢过程做出反应，分解或者另外形成受体。此外，单个受体能够调节自己对信使的敏感度。受体做出非常敏感的或者不太敏感的反应。长期来看，血清素再吸收抑制剂是这样发挥作用的：血清素代谢提高，强迫症患者的递质系统受到干扰。再吸收受到抑制，更多的血清素被释放到突触间隙里。下级系统对血清素刺激的敏感度降低。长期来看，这种"切断"具有有利的治疗效果——之前过高的血清素效应现在被削弱了。

这种假说可以通过以下研究得到证明，即从血清素激动剂m-氯苯基哌嗪研究中得出的结果。m-氯苯基哌嗪有着和血清素相似的作用。m-氯苯基哌嗪会引起强迫症患者的强迫行为和强迫思维，但对健康的人没有影响。采用血清素再吸收抑制剂进行长期治疗以后，m-氯苯基哌嗪的作用也被减弱。也就是说，通过治疗，那些对血清素（这里是和血清素类似的物质）做出反应的神经减少了。这样的结果和之前提到的"切断"过高的血清素敏感度是一致的。

大脑特定区域的结构受损

很早以前就有猜测，强迫症症状和大脑特定部位的器官病变有关。所以，舞蹈症患者的身上同时有着强迫症症状。这些病人失去了对肌肉的控制。他们的单个肢体或者整个躯干不由自主地乱动，做出怪相，出现语言障碍。大脑受损是其原因，受损涉及所谓基底核。基底核是一个被神经细胞突起包围着的神经核团，主要和大脑皮层相连。基底核还是一个协调自主运动的控制中心。散步、写字、开车时换挡、就餐时使用餐具和很多其他的日常运动模式都是无意识的。它们是非常自主的，不需要集中注意力就能完成。做这些事情的时候，我们还可以做一些需要更多注意力的事情，比如散步时聊天、换挡时关注交通状况、就餐时谈话。基底核负责加工那些涉及所谓常规工作的信息，结果就是产生有意义的肌肉运动。这样一来就减轻了肩负重任的大脑皮层的负担。

有时，这些大脑结构的病变和非常复杂的运动障碍会一起出现。舞蹈症、帕金森（Parkinsonerkrankung）以及和帕金森症状相似的障碍就是在冯·埃科诺莫综合征或者睡眠病（Schlafkrankheit）之后出现的。这种脑炎是由一战期间在欧洲蔓延的流行性感冒引起的（可能是通过病毒）。因为这种脑炎还涉及基底核，所以出现了强迫。前文已经解释过同样被视为器官病变的妥瑞氏症和强迫症之间有着密切关系。最新研究猜测，妥瑞氏症也和基底核异常有关。

强迫症的症状和大脑中特定的位置有关，这种观点并不新鲜。新鲜点在于先进的神经生物学方法有助于我们理解两者关系，尤其是成像方法，比如计算机断层扫描成像（Computertomographie）和核自旋断层扫描成像（Kernspintomographie），两种方法通过非常细致的扫描使大脑各个结构的成像成为可能。正电子发射断层扫描成像（PET，Positronenemissionstomographie）就更加重要了，这种方法把大脑不同结构的能量消耗考虑进去了。一共有两种方法。一种方法是测量大脑特定部位的供血量。因为血液供给细胞养料，血流量的强度能够推断神经细胞的养料消耗。同时，这也是衡量这些结构内的神经活跃程度的标准，神经细胞需要的养料越多，它们发射的电脉冲越强烈。另外一种方法是把糖的消耗考虑进去了。糖是神经细胞的主要能量提供者，通过这种测量也能知道神经细胞的活跃程度。除了把大脑结构的形状和大小考虑进去，这些先进的方法还能够体现大脑特定部位的功能状况。

借助这些成像方法获得的重要知识之一便是在强迫症患者额叶（Stirnhirn）的特定区域发现了病变。颅底眼眶正上方的额叶部分（眼窝前额皮质），其活跃程度有所增强。

这部分额叶和纹状体（基底神经节的主要组成部分，包括豆状核和尾状核）共同形成一个功能单位。额叶在控制注意力、组合外部信息（眼睛、耳朵或者皮肤）和内部信息（心理动因），以及调节运动过程和感知过程方面承担着重要任务。

另外，额叶还参与控制社会行为。在额叶受损者身上可以观察到反社会的行为、性冲动、注意力无法集中到特定的任务或者情境上。一些人认为这些行为和强迫症患者刚好相反。强迫症患者过于谨慎，压抑性冲动，无法把注意力从特定的想法或者动作转移开，而是一直想着它们。强迫症患者的这些行为可以用额叶过度作用来解释。把额叶和纹状体联系起来进行解释，就更容易理解了。

纹状体扮演着过滤器的角色，纹状体对到达它的知觉或者想法进行检查，检查它们的重要性以及是否有意义。作为对这些知觉和想法的反应，需要做出相应的动作，纹状体也参与这些动作的准备。无须劳烦更高级的大脑中枢，纹状体就能自主执行运动行为或者克制知觉。额叶和纹状体的相互配合对于执行自主行为来说至关重要，这些自主行为不需要太多的注意力和脑力。纹状体结构受损的病人，写自己的名字很吃力。写名字的时候，他们必须集中精力，而且经常被与写名字无关的事情分散注意力。结论就是，纹状体受损，大脑不得不接替它的任务，自主行为没法顺利完成。完成自主行为需要更为专注，完成过程中更容易被打扰，必须有意识地完成这些行为才行。

以这些知识为前提，发展出一个关于强迫症的神经解剖学模型，这个模型猜测强迫症患者主要是纹状体出现了障碍。根据该理论，纹状体这个重要的过滤站停止了运转，本来不需要太多脑力就能加工和解决的神经冲动不断向更高一级的大脑系统渗透。健康的人能够控制攻击冲动、性冲动，以及对脏东西和细菌感染的恐惧，强迫症患者则不能。这个模型也能解释抽动症。抽动是对未经过滤就直接到达的知觉的回应，以往功能灵活的系统只准备了事先设定好的、固定的运动模式作为回应。低一级别的大脑系统无法及时过滤和控制冲动，更高一级的大脑系统就接替了这个任务，于是便有了复杂的仪式，也就是强迫行为。以清洁强迫患者为例解释这一理论：健康的人摸了脏东西之后，可能会想，或许我应该洗个手，但很快他们的注意力就转向其他更重要的事情了。但是，强迫症患者没法自动完成这个过程，因为他们的纹状体和大脑功能受到了损害。更高一级的大脑系统没法顺利完成这个任务，它必须花费更多脑力才能转移对脏东西的担心。有时候，多洗几次手还不行，必须洗到精疲力竭才行。

过去十年来，神经生物学对强迫症的研究有了很多新的突破，神经解剖学模型试图对这些新的知识进行解释。当然，这些模型是简化了的。显然，我们不能把强迫思维或者强迫行为简化成两个大脑中心的相互作用。这也不是该模型的意义所在。借助现代成像方法获得的关于强迫症的神经生物学知识相对较新，所以，我们需要一个简单明了的初始假设，才能把新获得的、更加复杂的结论补充进去。此外，必须先有一个假设，才能根据后面获得的新知识检查这个假设是否正确。

事实上，现在已经能够通过正电子发射断层扫描成像准确测定基底核异常区域的位置。据推测，未来能够确定典型的强迫思维、强迫行为、妥瑞氏症或者抽动症的受损模式。

这里介绍的模型只是诸多模型中的一个。不同的设想并不矛盾，它们只是各有侧重而已。基底核病变和额叶病变对强迫症有重要影响，这一点是无可争议的。另外，一种被称为扣带（Cingulum）的结构对强迫症也很重要。扣带位于胼胝体上面，是连接两个大脑半球的神经纤维束。扣带作为边缘系统（Limbisches System）的一部分，负责加工和控制情绪。出于诊断目的，医生把电子探针伸进癫痫病人的大脑里，扣带受到刺激，做出惊人反应，病人一直重复类似强迫仪式的固定的运动模式。神经外科手术是另外一个可以证明扣带和强迫症有关的证据。研究人员不约而同地宣称，手术对扣带造成破坏，强迫症患者的病情因此得到戏剧性的改善（神经外科手术在强迫症治疗过程中所扮演的角色参见第四章第三部分）。

大脑里控制植物性功能（消化、睡眠、心跳、血压和其他很多功能）的下丘脑（Hypothalamus）参与强迫症症状的形成。这容易让人想到强迫症和尿崩症的关系。下丘脑病变，不能正常控制水的排泄。病人有可能需要每天饮水很多升。然而，尿崩症和强迫症这两种病是否真的经常同时出现，这一点尚未得到明确证实。

随着神经生物学研究的发展，未来有望把以血清素为核心的神经化学模型和研究大脑受损结构的神经解剖学模型协调起来。两者并非竞争关系，而是有着同一目标，即对强迫症患者的大脑病变做出解释。在基底核和额叶里发现的病变可能和血清素代谢障碍存在某种形式的关联。

以前面章节讲过的强迫谱系障碍为例解释这种关联。这些障碍按照病情在谱系上排列开来。谱系的一端是强迫症患者，这类病人回避风险，过分谨慎；谱系另一端的病人无法控制自己的冲动，这类病人寻求风险，会做出反社会的行为，还经常伴随着酒精依赖，最终可能走上犯罪道路。无论是神经化学的观察还是神经解剖学的观察，都能看出两个极端的关联。强迫症患者，血清素代谢升高。相反，容易冲动，对他人施暴（或者有自杀倾向）的患者，血清素不那么活跃。神经解剖学的观察同样可以解释这两个极端。强迫症患者，额叶里的神经活跃度增强。相反，易冲动的有反社会行为的患者，额叶里的神经活跃度降低或者额叶受损。尽管这些结论目前还只是以简化的，甚至是带有假设性质的模型为基础的，但能够看出，对于强迫行为的描述，神经化学的观察和神经解剖学的观察展示的是同一现象的不同方面。

强迫症和某些神经系统疾病（比如妥瑞氏症）在临床、神经化学和神经解剖学三个方面存在共同点。神经生物学的诊断和在强迫症患者身上观察到的情况能够相互证实。同样，人们也把妥瑞氏症视为基底核病变。妥瑞氏症患者的血清素代谢也出现了和强迫症患者类似的异常状况。之前也说过，一些强迫行为和复杂的运动机能障碍非常相似。这类运动是突然发生的，没有目的的，病人找不到合理的理由解释自己为什么要这么做，他们有时能够控制住自己，但有时又停不下来。有些科学家认为，至少可以把一些强迫行为和复杂的抽动症画上等号。

三、强迫症的学习理论模型

行为疗法在治疗强迫症方面取得了巨大成效，学习理论（Lerntheorie）模型因此变得愈发重要。以行为理论为基础的模型将强迫行为视为习得性反应（Gelernte Reaktion）。恐惧是产生强迫行为的主要原因。行为疗法的概念里有一个所谓经典性条件反射（Klassische Konditionierung）。非条件刺激引起非条件反应，非条件反射不需要经过学习。条件刺激引起条件反应，条件反射是需要经过学习的。非条件刺激引起非条件反应，比如巨大压力之下或者和别人发生冲突的时候，会出现恐惧、惊吓或者不安。生活中某一时刻，这种非条件刺激和中性刺激（Neutraler Stimulus）联系起来，比如和脏东西联系起来。通常情况下，脏东西是不会引起恐惧的，也就是说，这与中性刺激是无关的。中性刺激和非条件刺激相联系的后果就是，中性刺激变成了条件刺激，恐惧也就成了条件反应。

在第二个学习阶段，即所谓操作性条件反射（Operantes Konditionieren），患者通过特定的行为方式（比如洗手或者其他仪式）来避免预期的恐惧反应，恶性循环就此形成。越是成功地借助这些方式克服恐惧，学习循环就越牢固。没有恐惧代表了所谓负强化：强迫仪式得到奖励，将恐惧感压制下去。于是，患者一遍又一遍地重复这个强迫仪式，以至于越来越频繁。强迫症的行为疗法（参见第四章第一部分）以逆转这种学习过程为基础，也就是打破这种恶性循环。

一些病人能够清楚地记得，恐惧和中性刺激是在什么情境下联系起来的。"那时候，第一个孩子刚出生，养育孩子的压力非常大，……我经过一块墓地，死亡的念头便缠住了我。"一位女性患者说从这个时候开始，遇到特定诱因（比如，包含近亲死亡日期的数字），她就会想到死亡，并因此产生非常不舒服的感觉。但不是在所有患者的自述中都能找到可以作为非条件刺激的压力情境。在确定非条件刺激和条件刺激的联系时，患者的回忆也不总是可信的。因此，不建议使用经典性条件反射和操作性条件反射的二级模型对强迫症进行解释。取而代之的是一个稍有不同的概念，即唤起刺激（Auslöser）和诱发反应（Evoked Response）。根据这种观点，治疗强迫症时，主要任务在于打破唤起刺激和诱发反应之间的联系。

随着行为疗法广为流传，慢慢地，人们发现经典模型虽然非常清楚，但是前提比较简单。经典模型并非适用所有强迫症症状。因此，必须对经典模型进行修改。行为疗法有多种流派，流派不同，所做修改不同。这里不对这些流派进行解释，只对这些流派就经典模型做出的重要修改进行说明。

强迫行为的主题和唤起刺激极为相似。特定的刺激模式引起相应的强迫行为。主要是害怕脏东西、遵守规则、自责、性禁忌和宗教主题，并非所有情境都能成为强迫行为的唤起刺激。因此，人们认为一些引起恐惧的情境是具有生物天性的[生物准备状态（Preparedness）]。以另外一种病恐惧症为例，恐惧症是害怕某些动物（比如蜘蛛）或者情境，比如害怕狭小的空间（幽闭恐惧症）或者空旷的广场（广场恐惧症）。恐惧症被理解为进化过程的残留物。在人类进化过程中，这种恐惧发展成防御天性是必要的，甚至是至关重要的。然而在今天，这种天性已经不再是一种优势。防御天性在特定情境下爆发，恐惧模式迅速引起一系列异常行为。本来，洗手是为了避免细菌感染，是一种基本防护措施，却变成了清洁强迫。

检查强迫是另外一回事。检查强迫的发展过程要慢得多。和清洁强迫不同，检查强迫的形成和家庭成员的影响有关。强迫的主题存在文化差异，但这种差异只涉及主题和仪式的形式。一般来说，问题就这几样，害怕脏东西（或者发展成害怕犯罪）、秩序、性和宗教。这说明，某些唤起刺激是超越个体的。后文将会详细解释动物行为学和强迫症的关系。复杂的行为过程是预制在大脑里的，也就是所谓生物准备状态。

　　理论上，强迫行为是一种仪式，这种仪式的存在是为了防止恐惧的产生。因此，我们可以得出这样一个结论，只要能够消除恐惧，就能中止这种可怕的学习循环。然而，这只在特殊情况下奏效，主要是强迫症的前期阶段。随着时间推移，强迫行为变成了独立的行为过程，单纯减少恐惧已经不够了，必须克制这种行为才行。另外，在强迫症患者身上还观察到了刺激泛化（Stimulusgeneralisierung）。刺激泛化指的是，随着病情发展，能够导致强迫行为的刺激变得越来越多。这种泛化不仅涉及具体特征，而且涉及抽象特征。之前举过这样一个例子，有些患者害怕用刀伤人，他们的这种恐惧最终扩展成害怕所有尖的东西，这是具体的刺激泛化。另外一个例子，有些患者恐惧性交，这种恐惧最终扩展成害怕所有能够产生相关联想的行为，比如开关抽屉、吃长形的蔬菜或水果，或者使用软木塞，这是抽象的刺激泛化。为了克服恐惧，可能唤起的刺激越多，需要采取的强迫行为就越多，学习过程因此得到不断强化。这也正是强迫行为顽固难除的原因。

　　行为理论特别强调克服恐惧这件事，但是，某些强迫行为，患者执行它们并不是为了克服恐惧。有些恐惧是没有办法通过采取强迫行为得以克服的。有些患者将其感受描述为不舒服，另外一些患者将其感受描述为不安或者激动，但这都不能算是消极的感受。还有一些患者所感受到的根本就是先于冲动的惊悚，强迫行为和冲动控制障碍不是总能分得清楚，这是之前已经做过介绍的。此外，还有患者根本感觉不到明显的情绪。"我只是必须那么做；它就是那么闪过我的脑海；我也不知道为什么，但我就是必须一直那么做"，患者在解释自己的行为时并不能说出具体原因，当然肯定也不是恐惧。

一项关于恐惧主、客观特征的研究表明，一些患者在面对引起强迫行为的刺激时，恐惧并不会增强。而且，也不是每种情况下终止强迫行为，恐惧都会加强。这一点在清洁强迫的患者身上尤其明显。检查强迫要复杂一些。对检查强迫的患者来说，强迫行为既能起到镇静作用，又会加强恐惧感。对单纯的强迫思维来说，恐惧感的加强甚至超过了镇静作用。另外，单纯的强迫思维是不包含行为因素的。

上述观察结果也不适用于纯粹以行为为导向的学习理论的观点。因此，人们开始关注认知层面，并赋予其重要意义。把认知包含进去意味着对施行、接收和处理输入部分的心理过程加以考虑。人们将之称为强迫症的认知行为模型（Kognitiv-behaviorales Modell）。该模型并不质疑行为理论的基本设想，只是增加了一些有益于治疗的内容。

对接收到的信息进行评价是非常重要的。负责信息加工的器官必须从大量涌入的刺激中挑出重要信息。也就是说，必须对信息进行选择。如果中性信息和积极信息或者消极信息一起获得，它们更容易被注意到，也更容易被记住。选择过程中，对信息的评价和过滤至关重要。对于那些不重要的信息，不再予以关注，这一点也是很重要的。因为如果继续关注这些信息，大脑就没有办法接收后续的刺激和信息。这两个过程均服务于区分重要信息和非重要信息。

强迫症患者的这个选择过程是存在异常的，尤其是有强迫思维的患者。每个人都会有一闪而过的念头，这些念头可能和刚刚完成的事情或者刚刚摆脱的事情有关。如果这些念头不重要，健康的人就不会再去想它们，而强迫症患者却不是这样。强迫症患者会夸大事情的消极方面。理论上，治病开药确实存在风险，这是每位医生都知道的。正常的医生觉得只要诊疗正确，就不会对病人造成什么危害。然而，有强迫症的医生不会这么想。即使治疗时认真遵守所有规则，他依然会担心潜在风险的出现。和抑郁症患者一样，强迫症患者也会一直念念不忘地想着所能预想的最坏的结局。

另外，除了消极预期，强迫症患者还会觉得自己对可能出现的损失负有责任。他认为，如果出现了理论上可能发生的灾难，原因在他。健康的人不会把造成损失的原因归到自己身上，而强迫症患者则不是这样。事情尚未发生，强迫症患者就已经做好了为不利结局负责的准备。在过分消极和自责的影响下，强迫症患者的这种想法根深蒂固。"有时就会这样"，强迫症患者并不接受这样的解释。

强迫思维为什么会得以巩固和加强？认知为此提供了一个重要解释。试图忘记这个想法的时候，强迫症患者可能会去克制这些想法，也可能会去求助所谓中和机制，这个中和机制可能是其他想法，也可能是强迫行为。但是，对认知器官来说，这又是一个证据，证明这个想法很重要。于是，产生了一个自相矛盾的效果，强迫症患者更加经常地想起这个念头。上述观察对强迫思维的治疗来说尤为重要，因为对强迫思维来说，行为修正的效果微不足道。

网络理论（Netzwerktheorie）和网络化的反应方式与恐惧刺激有关。网络理论解释了为什么单个刺激会引起一系列联想，为什么不利结局的可能性会被高估。强迫症患者不仅会把"细菌很危险"这样的信息和恰当的联想（实验室里的细菌）联系起来，还会把它和不恰当的联想联系起来，比如门把手、厕所等，以及危险和死亡。受网络理论的影响，我们猜测可能会在学习理论和接下来处理的模型之间找到某种联系。这再次证明，无论运用哪种理论解释强迫症，观察到的现象在不同理论中都体现了一致性。

四、从动物行为学看强迫症

检查、收集、清洁等活动会让人想起在动物身上观察到的行为模式。即使是在强迫症患者极其复杂的行为模式中也能看到动物行为的影子，于是，人们猜测，这可能和进化过程中古老的、预制在大脑里的程序有关。随着种族发展，这些程序没有消失，而是保留在脑干较为低级的大脑中心里。这些固定的运动模式由人脑较为高级的中心控制，它们作为组成部分，形成更加复杂的行为方式。如果大脑高级中心失去了控制功能或者不同大脑中心的相互配合出现了异常，我们就没法对行为是否有意义做出判断。但是，这些古老的程序却可以独立运行不受影响。

替代行为（Übersprungshandlung）是一种人们喜欢研究的动物行为。替代行为指的是动物在面临两种能够引起相互冲突的刺激并且没有其他选择时，做出与这两种刺激毫无关系的行为。比如，饥饿的小鸟同时面临着敌人的威胁，然而，它既没有觅食也没有飞走，而是开始清理自己的羽毛，清理羽毛就是所谓替代行为。替代行为与所处情境没有任何关系，替代行为根据固定的行为模式自主进行不断重复，只有出现更强的动力或者原来的冲突消除了，替代行为才会停止。野生动物被关进动物园里，其行为方式会发生变化。这些动物表现出的刻板行为包括抓挠、扯自己的皮毛、自慰或者非常复杂且奇怪的运动模式，比如漫无目的地乱撞、乱跑。

替代行为与情境无关，自主发生、不断重复，这和清洁、检查、收集有相似之处。因此，替代行为被视为强迫行为的动物模型。此外，观察发现，氯米帕明（可有效缓解强迫症的药物）在某些情况下能够抑制替代行为。当然，也存在着很多自相矛盾的药理诊断。并非所有强迫行为都是面临危险、受到威胁的。动物是受到外界环境的威胁，而强迫症患者却是经常担心自己会危及周边环境。虽然替代行为与所处情境没有关系，但它却始终有着一个交际属性，比如威胁恐吓、求爱或者安抚，而强迫行为在社会群体中却没有任何交际价值。相反，强迫行为甚至会被强迫症患者有意识地隐藏起来。

我们抛开强迫行为的动物模型，研究那些在进化过程中原本有意义但后来却变得无意义的基本行为模式。

领地保护（Territoriale Abschirmung）就是这样的基本模式。领地保护本身是有意义的，但作为领地保护的遗留物，强迫仪式是没有意义的。领地保护是自古以来就一直存在的。无论是接近同类还是接近敌人，都是有一定之规的。身体分泌物在标记领地、识别同类或者敌人方面扮演着重要角色。人类发展进程中，从独居到群居是非常重要的一步，亲疏关系的建立就是依靠这一步完成的。并不是所有人都能适应这一点。有些人必须和其他人保持相当距离，否则，他们会觉得不舒服。也就是说，这些人不具备适应亲密关系的能力。如果其他人越界，或者为了保护自己领地的完整，他们就会开始执行强迫仪式。

对清洁强迫来说，很多时候并不是因为害怕脏东西、细菌或者污染物才去采取各种卫生措施的。患者更多的是以此捍卫自己想要保护的区域。例如，不能弄脏房子里的某间屋子；或者，只是一张床或一把椅子无论如何也要保持干净整齐；或者，必须把床和椅子空出来。患者很清楚自己并不是真的害怕脏东西，但是他们还是会坚持那些古怪的卫生要求，这一点很是令人费解。清洁卫生或者防止感染只是患者想出来的解释，他们自己知道这并不是真正原因。这也就能够解释，为什么患者既不讲究个人卫生，也不强调其他地方的卫生。他们的身上或者住所很脏，但是身上的某个部位或者公寓里的某个地方却特别干净。避免污染、防止感染是一个看似合理其实牵强的理由。仔细听患者的解释，我们就会发现有时候根本就是另外一种动机。对一些患者来说，频繁洗手、洗澡并不是害怕自己手脏或者身上脏，而是害怕留下痕迹。一名女性患者告诉医生，她不停地洗手洗澡，是因为害怕把汗弄得到处都是。后来，她的担心扩展到了排泄物（尿）和阴毛。这种领地保护愿望的理由也很有趣，因为在动物界，分泌物在标记边界方面起着决定性的作用。

前面理论部分已经介绍过，强迫是由来已久的、已经储存在大脑结构里的。和清洁强迫一样，其他强迫形式也能这样解释，比如储藏和收集。储藏和收集是本能行为，可以追溯到史前时代。一般来说，储藏是盲目无目的的，患者对收藏对象并无偏好。他们并不是想收集这个东西或者那个东西，而是他们隐约担心，扔东西的过程中，有可能丢掉重要的东西。也就是说，收集什么或者收集多少并不重要，重要的是收集本身。收集这件事能够带给患者轻松的感觉。让患者感到轻松的是强迫行为本身，而不是强迫行为达成的某种目的。我们可以把这理解为事先编辑好的行为过程被释放了出来。

过度警觉（Hypervigilanz）指的是无法摆脱对非重要信息和事件的关注，同样被解读为进化过程的遗留物。恶劣的生存环境对史前人类充满敌意，要求原始人始终保持警惕，为危险情况甚至是危及生命的突发事件立即做好准备。而在现代，这种针对具体环境的关注是没有必要的，甚至是会引起麻烦的。一方面，强迫症患者会去数周围的物体或者根据颜色对物体进行分类，这种行为被解读为他们在保持自己的注意力。之所以出现这种行为，可能是因为负责调节注意力的大脑高级中心受到了损伤。另外一方面，这种模型也能解释秩序强迫。秩序感使患者能够把外界各种各样（未经筛选直接到达）的刺激列入一个框架里。这样一来，不可预见性减少了，患者获得了安全感。但是，如果程序以不受控制的方式错误地运行，就有可能涉及在意识里产生的与外界具体刺激不符的信息。这也就能解释为什么没有外界刺激，强迫仪式依然存在。

在动物行为学框架下得到的观察结果证明，"强迫因人而异"这种说法不可信。某些基本模型是以超越个人的机制为基础的。这种相似体现在不同文化和不同年龄的人身上。美国人的强迫症症状和中国人的强迫症症状可能看起来非常相似，成年人的强迫症症状和儿童的强迫症症状也可能看起来非常相似。

前面章节已经强调过，驱使患者做出强迫行为的不总是恐惧。这消除了合理解释这种行为的可能性。一句"我害怕传染"就能把反复洗手或清洁环境这件事解释清楚。有了这句话，这种行为最多是显得有些夸张。作为一个补充说明，这句话能将患者的行为合理化。但是，"我就是这么做了，我也不知道为什么"这样的话就不能算是一个合理的解释了。这就等于承认自己的所作所为根本没有任何意义。如果把强迫行为解释为神经刺激的循环，我们就能明白为什么这些行为会反复出现。因为这种循环不能解释为什么会出现神经刺激，并没有一个理性上可以理解的原因促使神经刺激出现，所以患者不会在达成这个目标之后就停止自己的强迫行为。实际情况就是，强迫症患者在完成强迫仪式后感到精疲力竭或者稍感轻松，但是他们却没有已经有意义地完成了一系列动作的感觉。

五、强迫行为和记忆障碍

强迫症的症状多种多样，有时候，解释不同症状，需要用到截然不同的模型。近些年，出现了一种新的模型，该模型认为检查强迫和记忆障碍（Gedächtnisstörung）有关。

我们假定，记忆是有分工的。整个记忆力里有负责记忆特殊信息和经验的子系统。这些子系统有个特点，那就是运动发生的行为（肌肉运动/神经运动的机能，简称为运动机能）比通过看、听或者想象（感觉机能）感觉到的活动好记。人们将之称为行为优势效应（Handlungsüberlegenheitseffekt）。原因可能在于运动器官（肌肉骨骼系统）在我们的记忆里留下了产生这种优势效应的特殊记忆痕迹。

患有检查强迫的病人可能存在某些缺陷是该理论的出发点。从对患者的观察可以看出，为了说服自己相信"我确实做到了"，比如关水龙头，患者会经常使用感觉机能（比如仔细地看）。很明显，运动机能没能留下足够的记忆痕迹，以至于患者无法信任这部分记忆。因此，他们不得不激活其他记忆，比如视觉记忆。

实践证实了这种猜测。观察结果表明，患有检查强迫的病人，其动觉处理过程存在缺陷。这涉及从皮肤和运动器官通过触摸和动作传递到大脑高级中心的信号。另外，该缺陷还会影响患者区分真正做了的行为和想象出来的行为。因此，这类患者会问自己："我关水龙头了吗？（我转钥匙了吗？我关熨斗了吗？）还是，这只是我的想象？"患有检查强迫的病人之所以不断重复同一动作，原因在于他们试图通过这种方式记住正常人一遍就能记住的事情。然而，根据前面的分析可知，重复再多次也还是记不住。

　　另外，还有一点值得注意，将检查强迫和记忆障碍联系起来有利于治疗。患者可以尝试闭上双眼，慢慢地关上水龙头，这样做更能意识到自己是在检查。据观察，这是一种改善检查强迫的有效方法。除此以外，建议患者学习运动疗法和身体疗法，对自己的身体知觉进行训练。

　　患者对于运动机能的处理出现了障碍，自信心受到了干扰，不停地进行检查，这可能与额叶和基底核的相互作用出现问题有关。这说明记忆障碍这种解释是适用于神经生物学的观察的。同时，这种新颖的解读方式证明，该方式不仅能够帮助我们详细了解强迫症的病理机制，还能帮助患者改善治疗效果。

六、精神分析法对于强迫症的理解

　　精神分析法将强迫症视为神经官能症的一种形式。一些以神经官能症形成原因为基础的理论认为强迫行为源于儿童期。强迫行为和强迫思维被理解为一种防御机制（Abwehrmechanismus），该机制用于应对无意识的冲动。肛门期（Anale Phase）（2—3岁）非常关键，卫生教育在这一时期扮演着重要角色。孩子把排泄当作一种乐趣，父母却想要对此加以训练。这个阶段，孩子在掌握身体运动方面有了巨大进步。对这个阶段来说，给予、索取、自我控制和自主决定是非常重要的。"儿童反抗期"是该阶段的一大特征，孩子的探索欲望和自我主张愈发强烈。如果家长的卫生要求过于严苛或者教育过于严厉，孩子可能变得非常好斗或者灰心丧气。如果不能正确处理这些冲突，有可能在今后的生活中遇到压力时出现所谓神经性补偿机制。比如，清洁强迫可能是一种愿望，象征性地洗掉产生内疚的性欲和攻击欲望。

精神分析法非常复杂，这里没有办法详细解释它的各个学派，只能简单介绍精神分析法对强迫症的理解。介绍虽然简短，但对患者而言，是很有用处的。在该理论的指导下，强迫症患者能够通过早期经历为自己的症状找到一个合理的解释。精神分析法能够解释强迫症的形成原因，却不能治疗强迫症，一直以来以精神分析法为导向的治疗都没有什么效果。精神分析法可能对强迫症患者的其他症状有所帮助，但对强迫行为和强迫思维却没有什么作用。

第四章 ——————— 治疗方法：如何治疗强迫症？

　　人们对治疗强迫症抱着巨大希望。这并不是说我们能够治疗所有类型的强迫症，也不是说强迫症的治疗效果好于其他精神疾病的治疗效果。几十年来，强迫症的治疗都没有什么效果。直到行为疗法和药物治疗取代了精神疗法，强迫症的治疗才算有了效果。只有找到更好的治疗方法或者更有效的药物，强迫症的治疗才有望走上一条光明大道。目前来看，行为疗法和血清素再吸收抑制剂是两种最重要也是最有希望的治疗手段，然而，这两种手段的治疗效果还远远谈不上理想。

　　行为疗法和药物治疗并非竞争关系。是行为疗法更有效，还是药物治疗更有效？无论是理论上还是实践中，这样的争论都是没有意义的。两者的理论模型都很好理解。但对患者来说，更重要的是结果，实践证明这两种治疗方法确实比其他治疗方法更加有效。对行为疗法和药物治疗加以区别，反而会引起混乱。经证实，药物治疗导致大脑结构发生改变，行为疗法也会导致大脑结构发生改变，两种变化是一致的。这说明根本没有必要对两种治疗方法进行区分。今后的发展方向可能会是这样，某种药物更适合一类患者，某种形式的行为疗法更适合另外一类患者，还有一些患者适合混合治疗。强迫症在治疗方面还存在很多尚未解决的问题，这为相关研究提供了很好的研究对象，开辟了一个以理性结果而不是以意识形态偏见为导向的治疗研究的重要领域。

治疗不仅要考虑客观因素，还要考虑主观原因。也就是说，医生必须了解患者的真实诉求。患者的动机对治疗效果来说非常重要。从其他精神疾病的治疗来看，误解是在所难免的。很多人误以为只有深层精神分析法才能探究强迫症的真正成因，深层二字很容易让人产生这样的误解。此外，我们还会经常遇到这样的错误观点，行为疗法就是训练，药物治疗就是吃药。在外行看来，只有精神分析法才能帮助患者彻底摆脱强迫，而行为疗法和药物治疗只能治疗表面症状。

从科学角度来看，上述观点均是错误的。我们并不十分了解强迫症的真正病因，我们力所能及的只是谈一谈强迫症的疾病模型，说一说和正常人相比强迫症患者哪些地方出现了异常。这种错乱机制可以从心理和生理两个方面进行解读，要具体看更关注哪个方面。分析这些错乱过程有两大用途，一是让强迫症变得简单易懂，二是体现在治疗上。

前面章节已经解释过行为疗法和药物治疗的科学依据。后面将对这两种方法的治疗原则和治疗效果进行说明。患者必须明白一点，无论选择哪种治疗方式，都不是简单地吃药或者进行行为训练。选择这种治疗方式一定是经过深思熟虑的，这种治疗方式也一定是适合患者病情的。而且，行为疗法和药物治疗其实比精神分析法更费事。谴责医生和患者为了图省事而吃药，其实是不对的。

药物治疗只是整体治疗方案（Gesamtbehandlungsplan）的一个组成部分。此外，还要考虑到这样一点：对患者来说，选择服用血清素再吸收抑制剂，预期的治疗成功可能意味着重大改变。多年来，患者备受强迫症的折磨，而服药以后，病情可能在短期内得到明显改善。并非所有患者都能面对这种巨变，并承担这种潜在的风险。这绝对不是漠视患者多年来所承受的痛苦。毫无疑问，强迫症患者也是渴望正常生活的。在某些情况下，会发现患者能够接受妥协。强迫症已经伴随他们多年，想要做出改变是非常困难的。当患者真的体验到了疗效，他们甚至会选择中断治疗，这种情况并不少见。患者对药物疗效充满不确定，他们必须克服这种不确定性。了解到通常规则对强迫症患者有多重要，我们就能知道接受治疗对患者来说是一件多么不容易的事。另外，强迫症患者本来就不愿意接受别人的帮助，甚至是医生的帮助。他们通常是遭受多年折磨之后，或者是症状已经非常严重了，变得极度紧张后，才决定接受治疗的。因此，我们完全能够想象，强迫症患者是鼓足勇气之后，才决定接受药物治疗的。精神分析法几个月才能起效，而药物治疗很快就能起效（无论看起来如何）。如果患者选择接受长期治疗，可以通过中断治疗回避病情变化，这种不是每时每刻都起效的药物治疗绝对不是在"走捷径"。

一、行为疗法/认知疗法

行为疗法主要由两个治疗步骤组成。强迫症患者先要遭受那些引起他们恐惧或者不舒服的情境（暴露疗法），然后再不断阻碍强迫仪式的发生［反应预防（Reaktionsverhinderung）］。通常情况下，如果卫生状况不佳，强迫症患者会不停地洗手，行为疗法帮助他们练习在这种情况下有意识地不去洗手。如果他们不能像平时那样洗手，就只能坐等恐惧（或者不安）变得难以忍受。借助暴露疗法（Konfrontation），强迫症患者学懂一件事，恐惧先是变得强烈，然后某一时刻不再增强而是保持在一定程度，之后甚至会呈下降趋势。患者慢慢适应这个过程。通过不断重复，恐惧最终减弱，不再像治疗初期那么强烈。患者真切地体会到，恐惧并非漫无边际。即使不执行强迫仪式，他们担心的灾难也没有出现。这个学习过程把引发恐惧的刺激变成了中性刺激。这是所有行为疗法的核心。

一个简单的例子便是清洁强迫，患者尽可能地坚持忍受肮脏的环境（暴露疗法）。他会不断地被提醒，在接下来的两个或者三个小时里不能洗手（反应预防）。或者，检查强迫患者担心自己在行车过程中撞到某人，他在开车之后（暴露疗法），不能在同一段路上反复检查（反应预防）。一般来说，实际情况远比这里的描述复杂得多。

　　检查强迫通常发生在家庭环境中。这就要求医生前往患者家里；或者，医生尽可能按照患者的描述布置自己的诊所，这样患者回到家中才能按照医生的指示进行练习。一般来说，如果医生在场监督，患者更容易做到不去检查。这容易让人误以为治疗已经成功了。医生在场时，有人监督患者，而在家时，没人监督患者。无论在诊所和医生一起练习，还是在家自己练习，患者必须发挥主观能动性，治疗才能取得成功，这是很困难的。

　　很多时候，引起恐惧的刺激其实是患者的想象。如果我不做这个或者那个，高速路上就会出事故，就会发生空难，或者我的孩子就会受伤。如果是这样，那么，暴露疗法也只能是在想象中进行的。如果在强迫想象之后出现的是一个具体的行为，那么，反应预防也应该是具体的。纯粹的强迫思维是一个比较特殊的问题，随后再说。

　　如果医生只是简单示范动作（比如，接触脏东西后，只洗一次手），那么，患者学到的治疗方法可能并不准确，治疗效果也会因此受到影响。放松训练的治疗效果也不是太好。放松训练在这里指的是放松疗法和能够缓解恐惧的药物或者酒精。放松虽然能够减轻恐惧感，但单靠放松没法确保学习过程良性循环。患者必须忍受恐惧，才能体验到原来恐惧是能够自己停止的。为了激发恐惧，一些医生会有意识地加强暴露疗法的强度。据观察，恐惧加强得越快，减轻得也越快。当然，这一原则是存在争议的。此处提及该原则只是为了强调，患者必须尽可能长时间面对那些引起他们恐惧的情境。

行为疗法可在医院或者医生诊所进行。原则上，患者可以根据治疗手册上的说明，单独或者和其他人一起进行暴露疗法和反应预防。具体如何操作，是医生要考虑的问题，治疗时视个体情况而定。就治疗效果而言，患者的治疗动机、医患关系和就医环境也是非常重要的，篇幅有限，这里不做具体探讨。

此外，除了传统疗法，还有两个重要创新。为了减少候诊时间、降低治疗成本，医生试着对强迫症患者进行集体治疗（Gruppentherapie）。据观察，除了单独治疗，集体治疗也是一种不错的选择，治疗效果非常不错。

另一创新便是训练光盘（CD ROM training）[1]。训练光盘并不是医生给患者布置任务进行训练那么简单。它是一种互动练习，强迫症患者在家通过虚拟医生进行有规律的暴露疗法。该练习也适用于强迫思维的治疗。训练光盘不能完全代替医生。但是，对于一些不便就医的患者来说，训练光盘还是有一定效果的。

尽管行为疗法是近些年才流行起来的，但它却是一个由来已久的治疗原则。巴黎精神病医生皮埃尔·让内早在20世纪就已经提出暴露疗法作为强迫症的治疗原则，并将之用于实践。

1　参见韦尔克精神病–治疗强迫的练习。

此外，也有证据证明其他医生也曾使用行为疗法对强迫症患者进行治疗。

不过，行为疗法输给了同时期的由弗洛伊德提出的精神分析法。强迫症非常适合解释有关异常行为成因的理论。不洁（包括性的转义）、恐惧、伤害他人、一再检查身边一切事物等，这一切似乎都和童年非正常的性心理发展有关。尽管精神分析模型对治疗强迫症并没有什么作用，但它却一直是治疗强迫症的主力。

直到20世纪60年代，比精神分析法有效得多的行为疗法才崭露头角。然而，至今为止，人们对于行为疗法仍然存在一些误解。

其中一个误解便是，经过治疗，一个强迫仪式消失了，又产生了一个替代仪式（Ersatzritual）。该假设认为，无意识的冲突是以强迫行为为基础的。根据这一假设，如果没能解决冲突，患者就需要一个强迫仪式来控制无意识的冲动。在这种模型的框架下，认为患者通过训练摆脱了旧的仪式就需要一个新的仪式是合乎逻辑的（这种观点不仅针对强迫症的治疗，而且针对行为疗法）。然而，对接受行为疗法的患者进行观察和研究，其结论并不支持该假设。

另外一个误解就是高估了克制强迫所带来的不利影响。根据精神分析理论，强迫行为展示的是一种防御机制，这种防御机制阻碍无意识的冲动变得有意识。如果停止强迫仪式，患者就会感受到难以忍受的恐惧。行为疗法用多年的实践经验驳斥了这一假设。就个案而言，治疗确实会在某些阶段给患者造成困扰。但是，迄今为止没有在患者身上观察到长期困扰或者永久困扰。

无论对哪种治疗方法来说，强迫思维的治疗都是一项特殊挑战，对行为疗法来说也是一样的。治疗强迫思维，很难将理论设想和实际治疗协调起来。头脑里出现强迫思维的时候，应该训练哪种行为，这是没法直接掌握或立即理解的。在行为疗法的框架下，克服强迫思维有不同的可能性，其中包括饱和法（Sättigung）和喊停法（Gedankenstop）。

饱和法是一种长期暴露疗法。不愉快的想法（该想法不是一种用于回避恐惧的仪式）不断被重复，直到成为习惯（Habituation）。成为习惯的标志是，和这些想法一起出现的伴随反应（坐立不安、出汗、发抖、心悸）减弱或者完全消失。患者可以通过不断抄写或者不停朗读来重复这些强迫思维。一种比较简单的方法就是，患者把自己的想法录下来，然后反复地听。

喊停法指的是随意克制强迫思维。患者先要面对强迫思维，然后，医生或者患者自己通过大声喊"停"或者发出其他声音打断这些思路。

上述两种方法存有争议。学习理论难以解释它们是如何改善强迫思维的。如果能够经常随心所欲地唤起强迫思维，通过媒体音频或者写下来的字（饱和法）重复强迫思维，或者至少能够试着随意中断强迫思维（喊停法），强迫思维的可控感会增强。患者会觉得自己能够控制以前无法控制的想法。两种方法用于治疗也是成问题的。两种方法用于治疗纯粹的强迫思维，其疗效远没有治疗其他强迫行为好。

治疗中的困难还在于难以区分以下两点，强迫思维是引起恐惧，还是它已经成为一种用于缓解恐惧的仪式。伤及某人、传染某人或者轧死某人，这些想法会引起恐惧。不断重复这些想法，恐惧会减少，消极影响被消除。也就是说，重复本身成了中和这种想法的仪式（这里几乎可以说是自己产生的饱和）。就这点而言，强迫思维的治疗过程中，不是总能明确区分暴露疗法和仪式化的行为。此外，很难对强迫思维进行暴露疗法。患者大声讲出这些想法，还是再现患者想到的情境，或者，以其他形式将这个情境具体化？一些专家认为，如果在害怕使用危险物品而担心伤害他人的患者面前摆上这些东西，他就会产生强迫思维。

行为疗法治疗强迫思维确实存在很多问题，但是我们不能轻率地把治愈率低作为一个质疑它的论据。对所有治疗方法来说，强迫思维都是一个巨大的挑战。

因为强迫思维不宜采用传统的行为疗法进行治疗，所以，近年来人们越来越多地将认知因素引入治疗。人们通过这种方式中断强迫思维的运行机制。比如，患者学着把事情理解为思想上的问题，而不是真正的危险。患者必须转变自己关于强迫思维的态度。这里有一些具体做法：医生就该病向患者做全面介绍，以便患者能够正确认识自己所患疾病；医生引导患者对强迫思维进行试验（参见后面内容）；对与强迫有关的情绪进行处理，比如攻击行为和负罪感。另外，加强强迫症患者的社交能力是整体治疗方案的一个重要支柱。

强迫思维是可以实践的。如果患者总是觉得自己轧死了人，他可以体验一下在遵守交通规则的情况下（司机驾驶经验丰富，不是酒驾，也不是疲劳驾驶），究竟能发生几起致命的交通事故。有了可信的实践经验，患者对于危险的评估自然会发生改变。

另外，还要在认知层面上解决过分自责的问题。强迫症患者总是觉得自己对很多事情负有责任，他们还会觉得其他人不够负责。强迫症患者不愿犯错，希望尽可能完美。这些问题是可以解决的。医生会给追求完美的强迫症患者分配这样的任务，要求他们在餐厅故意弄洒饮料，或者不带钱去超市，然后让他们体验接下来发生的事情。有意为之但并不危险的疏忽还包括要求让患者敞开汽车的后备箱。所有这些例子表明，通过具体的体验，患者能够认识到自己关于自责的认知是错误的。行为体验对于强迫症的重要意义在这里再一次发挥了作用。

此外，通过两个重要的论点，医生要帮助接触强迫性思想的患者搞清楚两个相对。一是医生要告诉患者，其他人也会产生类似的念头。二是医生要提醒患者，思想和行为在性质上是不一样的，思想是"自由"的，并不会造成伤害。对患者来说，这一点是非常重要的，因为他们自己无法区分思想和行为。有时，患者只有在了解了这两个概念之后，才会转变观念，肯于向医生透露自己的想法。毕竟，只有患者把自己的担心讲出来，医生才好对他们进行治疗。最后，医生还要对普遍存在的错误观念加以纠正，很多患者认为这些想法是可控的，他们试图远离这些想法。但是，每一次尝试都会导致恶性循环，结果就是强迫思维愈演愈烈。

这种认知策略不仅对强迫思维的治疗有意义，而且对强迫行为的治疗也有意义。认知行为疗法对抑郁和恐惧尤其有效。抑郁和恐惧经常是和强迫症相伴的，某种程度上，人们把认知因素的治疗潜力运用到了不同的层面上。

关于行为疗法（Verhaltenstherapie）的治愈率（Behandlungserfolg），有很多不同的数据。病情好转率从50%到85%不等。因为对于治愈的定义不同，所以标准也不一样，这是导致治愈率不同的一个原因。痊愈是非常罕见的。我们虽然能够对病情的改善状况进行评价，即症状、仪式性的行为或者强迫思维有何种程度的减轻，但却不能掌握患者的主观感受，即患者觉得自己的病情有怎样的改善。清洁强迫患者如果能够把洗手时间缩短一半，那么，从社会生活角度来看就已经是很大的进步了，因为他在生活中和工作中节省了大量时间。

相反，即使强迫思维的数量锐减，有时也不被认为是病情好转，尤其是当其威胁非常严重和痛苦的时候。折磨人的强迫思维即使很少出现，危害也是巨大的。现在有了针对主观评价的标准，能够更好地对患者的主观感受进行评价。

平均来看，60%—70%的强迫症患者即使只是接受了短暂的治疗，症状也有明显的改善。相比以前那些疗效甚微的治疗方法，行为疗法在治疗强迫症方面取得了巨大进步。一般来说，行为疗法的疗效也是经得起时间考验的。不同的研究结果表明，80%的患者（取得不同程度疗效的）在接受治疗一年甚至更久以后，疗效依然保持不变。强迫症患者通过练习获得了一种自我治疗的能力（Selbstbehandlungskompetenz），在以后的生活中即使没有医生的帮助，患者自己也是可以应对的。患者能够采取一种恰当的行为方式，帮助自己克服强迫冲动。此外，患者在任何一种情况下克制强迫仪式，所得反馈都是积极的，患者不会出现不舒服的感觉。

或许，行为疗法的一些方法可能更适合某些特定的强迫仪式，是否真的是这样，并没有明确答案。但是，可以证明的是，清洁强迫比检查强迫容易治疗，检查强迫又比纯粹的强迫思维容易治疗。行为疗法在治疗儿童强迫症方面效果如何，尚没有全面研究，只有一些关于个案的记录。根据这些个案，和成人一样，孩子也是能治愈的。但是，值得注意的是，孩子的治疗时间会更长，而且家长应该更多地参与进来。孩子们也倾向于父母参与治疗。此外，无论是成人还是孩子，生活中至少有一些方面是不受强迫症影响的，与成人相比，孩子不受影响的方面更少。这方面的原因尚不清楚，然而有一些会对治疗过程产生不利影响的因素是已知的。患者周围社会环境的态度显然是非常重要的。家庭成员如果对病人的批评毫不留情，会导致治疗失败。

行为疗法不太适合有分裂型人格障碍的患者。这些患者有猜疑和不信任的倾向，经常离群索居。关于思维障碍，他们虽然没有显露出精神分裂症的所有特征，但是他们会经常联想，也就是说他们会把与自己完全无关的事情以及别人的行为联系到自己身上。这些患者身上还经常出现人格解体现象，人格解体指的是怀疑行为、感觉或者思想是否真的发生在真实的自己身上。行为疗法也不太适合那些虽然没有明显人格障碍，但却对自己的强迫症症状缺乏正确认识的患者。

前面已经说过，比起清洁强迫，强迫思维和检查强迫更难治疗。希望未来能够通过加强对认知因素的应用解决这些问题。

抑郁症也会影响行为疗法的治疗效果。强迫症患者经常郁郁寡欢，这是一个常见的问题。因此，治疗初期就应该先对抑郁症进行治疗。

行为疗法是目前最为成功的强迫症治疗手段。但这并不是说其他疗法在治疗强迫症方面一无是处。确切说，综合疗法的意义在于将不同疗法中有益于强迫症治疗的部分联系组合起来。

二、药物治疗

血清素再吸收抑制剂

强迫症的药物治疗是从抗抑郁药开始的。过去，医生会给强迫症患者开大量的抗抑郁药。原因有二，一是缺少其他有效的治疗，二是强迫症经常伴随着抑郁症。20世纪60年代末，首次出现了抗抑郁药氯米帕明治疗取得成功的个案。氯米帕明是一种三环类抗抑郁药，因此属于多年前就已经在治疗抑郁症方面取得了成功的一组物质。人们观察发现，相比其他三环类抗抑郁药，氯米帕明更能有效缓解强迫症症状。另外，人们发现，其他抗抑郁药虽然能够改善强迫症患者的郁郁寡欢，但却不能改善强迫症症状本身。对于那些不抑郁的强迫症患者来说，氯米帕明也能改善他们的症状。因此，人们猜测，除了抗抑郁，氯米帕明还有其他潜在疗效。

经证实，氯米帕明的特殊功效在于对血清素代谢的干预。这种物质就是血清素再吸收抑制剂。也就是说，神经突起末端的血清素没法再回到神经细胞里。我们现在来说一说阻断血清素再摄取的蛋白质结构，血清素再吸收就是在这里被抑制住的。这里涉及所谓运输蛋白。运输蛋白是一条由单个氨基酸组成的氨基酸链，这条氨基酸链反复穿过神经细胞膜。结果，神经细胞膜的两侧产生了三维结构，也就是所谓识别血清素分子并负责把它们运回细胞里的结构域。

　　抑制血清素再吸收的结果就是神经末端有了更多用于电脉冲化学转化的血清素。前文已经解释过，单靠抑制血清素再吸收是起不到治疗效果的。我们尚不清楚血清素是以何种方式导致强迫症的。对于血清素再吸收抑制剂的作用机制，我们也还是一知半解。不过，大部分致力于药物研发的神经生物学研究都将注意力集中在血清素上，这一点是毋庸置疑的。我们期待着在强迫症的药物治疗方面取得突破性进展。

　　若想治疗强迫症，就必须改变血清素系统。迄今为止，企图通过单独改变大量其他递质系统对强迫症加以影响的尝试，无一例外均以失败告终。不过，现有研究表明，血清素再吸收抑制剂加上影响其他神经递质的药物也能起效（参见后面内容）。但是，必须注意血清素系统和其他递质系统的相互作用。单独使用其他药物进行治疗，治疗效果没有这些药物加上血清素再吸收抑制剂的治疗效果好。迄今为止，再没有其他精神疾病像强迫症这样地依赖一种药物（血清素再吸收抑制剂）。这就证明了一点，有关血清素代谢障碍的解释对于理解强迫症的生物条件至关重要。

　　治疗强迫症的药物，除了氯米帕明，近些年来还有所谓选择性血清素再吸收抑制剂。市场上有五种针对强迫症适应证的选择性血清素再吸收抑制剂，分别是西酞普兰、氟西汀、氟伏沙明、帕罗西汀和舍曲林。它们几乎只通过抑制血清素再吸收发挥治疗作用，所以被冠名选择性。

五种药物也都是有效的抗抑郁药。它们是先被用作抗抑郁药的。这五种药用于治疗强迫行为或者强迫思维，需在治疗初期加大剂量，用药明显多于抑郁症。抗抑郁，服药后大约两到四周起效；治疗强迫症，八到十周才有所反应。

就副作用（Nebenwirkungen）而言，氯米帕明和选择性血清素再吸收抑制剂是不一样的。氯米帕明的副作用包括口干、便秘、疲惫、手脚发抖、瞳孔散大导致视力下降、性功能障碍、眩晕、心跳加速、血压下降。这些副作用源于氯米帕明的抗胆碱能性（Anticholinerge Eigenschaften），即神经递质乙酰胆碱的变化，人体的很多植物神经功能（消化、心血管调节、泌尿等）是通过乙酰胆碱进行调节的。因此，植物神经功能有问题的患者不能服用氯米帕明，包括心衰、心律失常、眼压高和有尿潴留倾向的患者（前列腺增生）。氯米帕明可能导致这些疾病恶化。癫痫病人也要小心，因为三环类抗抑郁药可能引起抽搐。此外，有必要对肝脏、肾脏、心脏和造血系统进行有规律的监测。关于副作用的详细解释参见《精神病药物治疗概要》[1]。

近些年有很多关于氯米帕明和五种选择性血清素再吸收抑制剂的对比研究，同时也会对安慰剂进行测试。结果表明，药剂之间没有区别，药剂比安慰剂效果好。氯米帕明的药效，并

---

1 关于副作用的详细解释参见本克特、希皮乌斯的《精神病药物治疗概要》。

没有比选择性血清素再吸收抑制剂出现得快。我们现在知道，服用选择性血清素再吸收抑制剂，风险明显小得多。总的来说，相比氯米帕明，患者更能接受选择性血清素再吸收抑制剂的副作用。鉴于这个原因，医生明确推荐选择性血清素再吸收抑制剂作为治疗强迫症的第一药物选择。

选择性血清素再吸收抑制剂不属于三环类抗抑郁药，没有抗胆碱能性。因此，不必担心所谓副作用。服药过程中，尤其是治疗初期，可能出现一些不良反应，比如恶心，严重时会呕吐。剂量大时，经常出现头疼、睡眠障碍、烦躁不安以及性功能障碍（射精障碍）。

我们必须注意一点，长期服药后，不能突然停用选择性血清素再吸收抑制剂，尤其是帕罗西汀。否则，会出现停药综合征（Absetzsyndrom），包括眩晕、类似感冒的不适感、皮肤敏感和睡眠障碍。

文献中经常讨论，采用选择性血清素再吸收抑制剂治疗抑郁症，会不会增加自杀倾向（Suizidneigung）。但是，支持此观点的人至今没能给出具有说服力的证据。从来没有数据显示，服用选择性血清素再吸收抑制剂的强迫症患者会经常出现自杀的念头。

服用选择性血清素再吸收抑制剂，两到三个月以后才能看到治疗效果。因此，在此之前换药是没有意义的。另外，也没有足够证据证明，倘若换成另外一种选择性血清素再吸收抑制剂就能起效。关于换药，只能找到有关个案的记录。

西酞普兰[1]（Citalopram）

这种选择性血清素再吸收抑制剂的用药剂量是40毫克到60毫克，明显高于抑郁症的剂量。

治疗初期，可能出现典型的副作用：食欲不振、恶心和腹泻。若加大剂量，开始时可能出现不安和睡眠障碍，有时出现头疼、手抖和眩晕。长期服药的患者会出现射精延迟。西酞普兰的一大优点就是几乎不会影响其他药物。服用西酞普兰的同时，可放心服用其他药物。

西酞普兰只是不能和单胺氧化酶抑制剂以及含色氨酸的药物一起服用。

氟西汀[2]（Fluoxetin）

氟西汀是最早用于治疗的选择性血清素再吸收抑制剂。服药剂量约为60毫克，不应超过80毫克。

治疗初期尤其容易出现食欲不振、恶心，严重时会呕吐；加大剂量，可能短暂出现烦躁不安。对糖尿病患者来说，存在低血糖的风险，应经常监测血糖。有时会出现心律失常，帕金森的症状可能会恶化。还可能出现皮肤过敏。还要注意的是，氟西汀可能加剧其他精神病药物〔如锂（Lithium）、地

---

1 喜普妙（Cipramil），西酞普兰的药品名称。

2 Fluctin是氟西汀的药品名称，国内常见的翻译是百忧解。

西泮、三环类抗抑郁药、抗精神病药］的副作用。丁螺环酮（Buspiron）的镇静作用会被削弱。氟西汀可能导致射精障碍。

氟西汀不能和单胺氧化酶抑制剂以及含色氨酸的药物一起服用。前列腺增生的患者和癫痫病人不得服用氟西汀。

氟伏沙明[1]（Fluvoxamin）

作为选择性血清素再吸收抑制剂，氟伏沙明很早就已经用于强迫症的治疗了。开始服药时，剂量为50毫克，可将剂量增加至250毫克—300毫克。

治疗初期尤其容易会出现食欲不振、恶心，严重时会呕吐。加大剂量，有可能短暂出现烦躁不安、睡眠障碍和头疼。在氟伏沙明的作用下，β受体阻滞剂心得安，抑制凝血药华法林以及三环类抗抑郁药的浓度会增加。氟伏沙明可能导致射精障碍。

氟伏沙明不能和单胺氧化酶抑制剂以及含色氨酸的药物一起服用。前列腺增生的患者和癫痫病人不得服用氟伏沙明。

帕罗西汀[2]（Paroxetin）

选择性血清素再吸收抑制剂帕罗西汀初始服药剂量是每天20毫克，最大剂量是60毫克，年纪较大的患者服用40毫克。

治疗初期尤其容易出现食欲不振、恶心，严重时会呕吐。

---

1 Fevarin是氟伏沙明的药品名称，国内常见的翻译是瑞必乐和兰释。
2 赛乐特（Seroxat），帕罗西汀的药品名称。

加大剂量，可能短暂出现烦躁不安、睡眠障碍和头疼。

如患者存在内压增高、对癫痫和前列腺增生的易感性，就不得服用帕罗西汀。帕罗西汀可能导致射精障碍。相比其他选择性血清素再吸收抑制剂，帕罗西汀更容易出现停药综合征。

用于治疗胃酸过多的西咪替丁可能导致帕罗西汀的稳态血浓度增加。抗癫痫药（苯妥英）可能降低帕罗西汀的血浓度。地高辛可使帕罗西汀达峰浓度升高、达峰时间延长。帕罗西汀和华法林联合使用，出血风险增加。帕罗西汀不能和单胺氧化酶抑制剂以及含色氨酸的药物一起服用。

舍曲林[1]（Sertralin）

服用选择性血清素再吸收抑制剂舍曲林，初始剂量为50毫克，最大剂量为200毫克。

治疗初期尤其容易出现食欲不振、恶心，严重时会呕吐。加大剂量，可能短暂出现烦躁不安、睡眠障碍和头疼。帕罗西汀可能导致射精障碍，舍曲林和锂以及帕罗西汀联合使用，必须特别小心。舍曲林不能和单胺氧化酶抑制剂以及含色氨酸的药物一起服用。

---

1 左洛复（Zoloft），舍曲林的药品名称。

疗效（Therapieerfolge）

虽然药物治疗在治疗强迫症方面取得了很大进步，但结果还远远称不上令人满意。选择性血清素再吸收抑制剂对60%—80%的患者起效。和行为疗法一样，药物治疗也做不到完全治愈。平均来看，药物治疗只能减少约一半的强迫症症状。这个数字是一个粗略的总结，是从不同的个案研究中得出的。和行为疗法一样，服药后症状减轻对患者来说意味着一种特殊的减压。

停药（Absetzen der Medikamente）会导致旧病复发。一些研究认为，停药数周之后强迫症症状及其伴随症状就会全面恢复；其他研究认为，停药数月之后强迫症症状及其伴随症状才会全面恢复。另外一些研究则对复发率（Rückfallraten）持非常乐观的态度。然而，病情往往会恶化。因此，如果患者愿意且能够承受，建议将治疗延续到至少18个月，必要时甚至要延长到几年。现已证实，即使减药，患者依然不会出现不适。减少药量（Dosisverringerung）的一个积极作用便是副作用的减少。直到目前为止，还没有充分的研究能够证明，延续治疗之后再停药，复发率是否会低一些。

此外，我们也不清楚选择性血清素再吸收抑制剂的长期效果如何。因为，一般来说，除了药物治疗，医生还会推荐患者进行行为疗法。通过行为疗法，药物治疗取得的疗效得以巩固和维持（自我治疗的能力）。一般来说，药物治疗和行为疗法相互配合，效果都很不错。

一些研究表明，这两种方法具有协同效应。也就是说，行为疗法能够改善药物治疗的效果，反之亦然。因此，如果患者同意，而且条件允许，应尽量选择复合疗法（Kombinationstherapie）。

强迫症分为很多类别，根据研究现状，我们知道有些治疗策略更加适合某一类症状，而这些治疗策略对其他症状则没有什么明显效果。

1.行为疗法不宜治疗强迫思维。虽然有新的认知治疗手段，但是治疗强迫思维，主要的方法还是使用选择性血清素再吸收抑制剂进行药物治疗。

2.对强迫行为来说，如果病情不是非常严重，应首选行为疗法进行治疗。清洁强迫是一个很好的例证。如果病情严重，则应在治疗初期就开始服用选择性血清素再吸收抑制剂。

3.如果强迫症伴随着抑郁，应在治疗初期就开始服用选择性血清素再吸收抑制剂（结合或不结合行为疗法）。

4.如果强迫症和抽动症同时出现，最好采用三重疗法：行为疗法加选择性血清素再吸收抑制剂加抗精神病药。抗精神病药能够对多巴胺系统加以影响。

5.对于有分裂型人格的强迫症患者来说，选择性血清素再吸收抑制剂氟西汀具有很好的治疗效果。

6.如果强迫症伴随着精神分裂症，一般来说选择性血清素再吸收抑制剂的疗效微不足道。

无论是行为疗法还是药物治疗，都有可能出现治疗中断，引起中断的原因是不一样的。医生应为患者制定个性化的治疗方案。如果患者很早就得了强迫症，并且是慢性的，患病多年以后才开始治疗，就会经常出现强迫冲动，还会伴有分裂型人格障碍，并且多次住院。那么总的来说，治疗效果不会太好。

缺乏用药依从性是行为疗法最为常见的失败原因。也就是说，患者没有按照医生的要求进行治疗。在用药依从性这个问题上，药物治疗是否好于行为疗法（血清素再吸收抑制剂治疗强迫症，治疗中断率非常低），至今没有明确结论。

不同的患者，应采取怎样的治疗方案，对此本书不做具体解释，个体的治疗方案主要取决于医生的理念和经验。行为疗法有主观原因，药物治疗也有主观原因，为什么这种药对这个病人有效，而那种药却对其他病人有效。无论如何，行为疗法（有可能对其进行调整或者补充认知方法）都是治疗强迫症的第一选择。虽然这是专家的治疗建议，但是还是推荐大多数患者在进行行为疗法之前先进行药物治疗。因为，一般来说，患者需要等很长时间（有时甚至要等好几个月）才能开始接受行为疗法。另外，如果强迫症症状得不到改善，那么，行为疗法就没法发挥功效。所以说，药物治疗先于行为疗法是有道理的。

建立在精神分析理论上的精神分析疗法疗效甚微，所以，现在不推荐单独采用这种方法治疗强迫症。如果强迫症患者同时有人格障碍，可将精神分析疗法作为补充治疗。精神分析疗法也适用于强迫人格的治疗，强迫人格有别于真正的强迫症。

　　本章旨在帮助大家理解治疗原则，而非给出具体的治疗说明或者治疗建议。大家需要搞清楚一点，这里介绍的治疗方法只是整体治疗中的一个部分。除了这个部分，还有很多其他方面需要考虑。比如，患者是否就自身病情向医生做过全面解释（Aufklärung）。再比如，患者的治疗动机，有时候医生需要花费很大力气才能搞清楚这个动机。最后还包括家庭的参与。强迫症不仅影响患者，而且会牵连其他家庭成员（或者周围的人），所以除了向患者解释治疗的意义和目的，还要向他的家人解释治疗的意义和目的。对强迫症患者来说，家人的帮助和支持具有非常重要的作用。家人的作用是不可替代的。然而，真正做到帮助患者是很困难的，很多家人意识不到自己其实是在帮倒忙。比如，患者拒绝进入特定商店，他的家人就会帮他去买东西。再比如，有些患者总是怀疑自己伤到了别人，他们会一再向家人求证。换言之，家人替患者完成了那些导致他们强迫发作的任务。家人之所以这么做，是因为他们误以为自己是在帮助患者，而实际上，他们加剧了患者的强迫。行为疗法尤其强调患者必须充分暴露，家人不应向患者提供避开这些暴露的机会。家人的理解和参与在整体治疗方案中发挥着重要作用。

　　此外，合理的时间规划也是治疗的一个重要方面。强迫行为逐渐减少，患者有了更多自由时间，他们必须具备合理利用这些时间的能力。如果不能，将会对治疗造成不利影响。长期以来，强迫症患者非常依赖那些强迫行为，它们占据了患者的绝大部分时间。这些时间一旦被节省下来，患者就必须及时找到能够替代它们的其他选择。否则，本该用于治疗的精力就会用来对付新的日程安排，被白白浪费掉。

这些例子表明，治疗过程中必须考虑很多不同方面。因此，采用哪种治疗方式，无论是药物治疗还是行为疗法，都是需要纳入整体治疗方案进行考虑的。

其他药物治疗策略

如果上述治疗策略的疗效不够理想，可以通过下述四种策略改善选择性血清素再吸收抑制剂的治疗效果。

1.把一种选择性血清素再吸收抑制剂换成另外一种选择性血清素再吸收抑制剂。但是，换药不应超过两次。仅有个别案例证实换药是有效的，没有相关的量化研究。

2.如果选择性血清素再吸收抑制剂没有效果，也可将氯米帕明作为第二选择。氯米帕明不能和选择性血清素再吸收抑制剂联合使用。治疗中总会碰到一些个别情况，对这些个案来说，选择性血清素再吸收抑制剂的治疗效果不能令人满意，只有使用氯米帕明，治疗才能取得突破性进展。

氯米帕明是一种三环类抗抑郁药，剂量大时会高度抑制受体的血清素再吸收。另外，它还能抑制去甲肾上腺素的再吸收。

初始剂量为每天150毫克，可增加至250毫克。氯米帕明的缺点在于经常出现抗胆碱能性副作用，之前已对抗胆碱能性做过详细介绍。鉴于此种副作用，氯米帕明有多种服药禁忌：尿潴留、青光眼、前列腺增生、心脏病、癫痫病。氯米帕明不能和单胺氧化酶抑制剂联合使用。

3.在尝试第二种选择性血清素再吸收抑制剂或者氯米帕明之前，可以试一试抗抑郁药文拉法辛[1]（Venlafaxin），尤其是同时患有抑郁症的强迫症患者。近期发现文拉法辛治疗强迫症效果不错。

与选择性血清素再吸收抑制剂相比，初始剂量是每天75毫克，慢慢加至225毫克。上限是多少，尚不清楚。和选择性血清素再吸收抑制剂一样，刚开始服用文拉法辛时也会出现食欲不振、恶心，严重时会呕吐。加大剂量可能会出现烦躁不安、睡眠障碍和头疼。和选择性血清素再吸收抑制剂一样，服用文拉法辛也会出现射精障碍。加大剂量可能出现轻微的血压升高。

4.可以试着通过其他药物加强选择性血清素再吸收抑制剂的效果，即所谓添加治疗（Add-on-therapie）。首先要说的就

---

1 Trevilor，文拉法辛的药品名称，无中文翻译。

是所谓非典型抗精神病药利培酮[1](Risperidon)。现有足够证据证明添加利培酮有利于治疗强迫症。非典型抗精神病药主要阻断多巴胺受体。除多巴胺受体外，利培酮还能阻断血清素受体。利培酮对抽动症（妥瑞氏症）有不错的治疗效果。人们猜测一些强迫症患者将从抗精神病药[2]中获益。

利培酮是一种非典型抗精神病药。作为添加治疗，从小剂量开始，比如0.5毫克—1毫克，缓慢加大剂量。服用利培酮，可能出现运动障碍，即所谓锥体外系疾病。如果观察到这种障碍，须减少剂量。其他副作用包括体重增加，少数情况下可能出现血压下降。如果患者有帕金森症状，就不能服用利培酮。

下述药物作为添加治疗有益于强迫症的治疗。但这只是通过观察个案得出的结果，该结果未经系统研究证明。

锂对于治疗强迫症有积极作用。但如果患者有双相情感障碍，服用此药就有很多风险。选择性血清素再吸收抑制剂加上丁螺环酮或者氯硝西泮（Clonazepam）能够成功治疗强迫症。丁螺环酮和氯硝西泮是抗焦虑药。目前没有关于抗焦虑药治疗强迫症的相关研究。不过，我们可以肯定，抗焦虑药是没法消除强迫症的。芬氟拉明（Fenfluramin）是一种抑制食欲的药，

---

1 维思通（Risperdal），利培酮的药品名称。
2 关于抗精神病药的细节参见贝克公司"新知"系列的《精神病药物》一书。

也能影响血清素代谢。对一些患者来说，选择性血清素再吸收抑制剂加上芬氟拉明，治疗效果不错。

关于两种治疗

所有这些例子充分说明，找到适合患者的治疗方案是非常重要的。因此，帮助不同类型的强迫症患者找到适合他们的药物治疗和行为疗法将是未来的研究方向。治疗应尽可能以改善强迫症症状为目标。治疗改变了强迫症患者的大脑结构，神经生物学的研究为分析这些变化提供了非常重要的依据，这主要指的是通过正电子发射断层扫描成像测量到的特定大脑区域的神经活动。药物治疗和行为疗法分别得出下述观察结果。

接受药物治疗以后，我们发现以前那些异常的大脑区域，其能量转换恢复了正常。主要涉及额叶部分和基底核的尾状核。反之，与血清素再吸收抑制剂功能相反的血清素受体拮抗剂不仅会再次引起患者的强迫症症状，还会在大脑里引起治疗前出现的异常变化。

接受行为疗法以后，强迫症患者那些受到损害或者干扰的大脑结构也显示出相似的变化。值得注意的是，接受行为疗法后的大脑结构和接受药物治疗后的大脑结构并不完全一样。虽然原则上两种方法的效果应该是一样的，但细节上确实存在差异。导致这种差异的原因何在？是治疗方法所致，还是不同类型的强迫症治疗效果有所不同？我们恐怕要对强迫症进行分类，尽可能找到适合每一类强迫症的治疗策略。

药物治疗和行为疗法确实能够修正强迫症患者的神经元结构，这一点是非常重要的。治疗所修正的结构正是强迫症患者存在问题的那些结构，这就说明治疗手段确实是在对的地方发挥了作用。之所以强调这一点，是因为很多人认为精神病药物会干涉人的人格、自由意志或者其他心理特征。正是由于这种错误观念，很多人害怕服用精神病药物。然而，研究表明，精神病药物（这里指的是治疗强迫症的药物）会在大脑中需要治疗的部分发挥作用。当然，这并不是说，它们不会影响其他地方，而是说它们会首先有针对性地修正病变结构。

研究表明，行为疗法也会引起大脑结构的具体变化。既有积极影响，又有消极影响。积极的改变总是伴随着副作用。每种治疗形式都是这样的。所以，心理干预不能影响器官，此观点是不成立的。

三、神经外科

对大约1/5的强迫症患者来说，传统治疗方法是没有效果的。在这种情况下，外科手术是最后的手段。这种手术早就普及了，但在美国并不常见。今天，这种手术都是立体定位（Stereotaktisch）的。也就是说，不需要开颅，只需要把一根纤细的探针伸到患处。因此，立体定位手术比起开颅手术更不可能引起并发症。

立体定位手术治疗强迫症，原理在于手术切断了神经纤维或者捣毁了神经细胞群。强迫症是通过大脑里两个或者多个区域之间的特定连接上的不间断的神经元循环产生的，这是手术的理论前提。切断连接或者捣毁参与其中的神经细胞能够结束不受控制的刺激循环，由此产生的病状也就结束了。对一些疾病来说，比如癫痫病，手术是可以证明这种设想的。但对强迫症来说，这种理论存在巨大缺陷。

到目前为止，已经有很多企图通过切断异常神经纤维群来缓解强迫症症状的尝试。美国在20世纪30年代率先将手术用于强迫症的治疗。那时大肆宣扬的精神外科（除强迫症外，同样用于其他精神疾病）不过是一场失控的实验。这些手术给患者的神经和精神造成了灾难性的影响，从而引发了人们的道德质疑，神经外科的方法（Neurochirurgische Methoden）因此变得声名狼藉。

采用外科手术治疗强迫症，必须对患者进行全方位的保护。除了保护措施，还必须征得多名医生的同意，才能选择手术作为治疗方案。此外，选择手术进行治疗，前提一定是所有传统治疗方法都没有效果。

治疗强迫症，一共只有四种方法：

　　——双侧扣带回前部毁损术

　　——尾状下束切断术

　　——内囊前肢切断术

　　——边缘白质切断术

这些手术有着一个共同目标，那就是中断额叶、边缘系统和丘脑结构背外侧与眶额皮质内侧之间的神经连接。

从最新研究结果来看，因其他治疗无效而接受手术的患者，约45%的患者病痛能够减少1/3。这个数字只是一个粗略的总结，并不能代表个案。对于这个数字，我们有必要仔细斟酌。因为这些手术可能会带来很多麻烦，主要是癫痫发作、体重增加、暂时性头疼。少数情况下，还会损伤认知能力，影响人格。

关于手术治疗强迫症，迄今为止都还没有可靠的研究。所以，外科手术是在其他方法都不奏效情况下的最后一种尝试。尽管外科手术备受争议，但我们不能剥夺患者的选择权。应该由他们自己决定，是否要冒这个险。

现在，除了手术，还有其他方法。将电极植入大脑，从外部对其进行控制，向内部组织发射电脉冲，以此刺激神经连接或者抑制其活动，这种治疗的结果称得上是振奋人心。人们还将类似的策略用于帕金森症的治疗，以及治疗那些其他方法治不了的病痛。

人们还试着让这种脉冲穿过头颅，通过磁力引导到需要治疗的位置。这种方法尚处于试验阶段。

　　现在有了激光外科手术，不再需要开颅。因为激光外科的出现，医生能够对真手术和伪手术进行对比研究。只有这种方式才能排除手术本身仅具有安慰剂效应的可能，证明手术是真正有效的。

附　录

耶鲁-布朗强迫量表（医生用表）

1.确诊强迫症。

2.用耶鲁-布朗强迫症症状检查单（另外一张表）对现在和以前的症状进行统计。

3.用下面包含10个项目的程度量表确定上一周的强迫症程度。

患者 ＿＿＿＿＿

第一次晤谈日期 ＿＿＿＿＿＿ 本次晤谈日期 ＿＿＿＿＿＿

强迫思维量表（请圈选相应的分值）

注意：分值应反映患者强迫症症状的总体结果。请对上周到包括晤谈时间在内的每一项的平均表现打分。

项目	程度/分值				
1.花在强迫思维上的时间	0小时/天	0—1小时/天	1—3小时/天	3—8小时/天	大于8小时/天
	0	1	2	3	4
2.强迫思维带来的妨碍	没有妨碍	有轻微妨碍	确实有妨碍，但能够控制	有巨大妨碍	有极度妨碍
	0	1	2	3	4

续表

项目	程度／分值				
3.强迫思维带来的不适	没有不适	有轻微不适	有不适，但能够控制	有严重不适	几乎一直非常不适
	0	1	2	3	4
4.是否对抗强迫思维	一直对抗	经常对抗	有时对抗	经常放弃对抗	完全放弃对抗
	0	1	2	3	4
5.是否能够控制强迫思维	完全可以控制	大多能够控制	可以控制一些	几乎不能控制	不能控制
	0	1	2	3	4

强迫思维小计（得分加总） ⬚

经韦恩·K.古德曼博士允许做了修改。

韦恩·K.古德曼：《普通精神病学文献》，1989年，第46期，第1006—1011页。

版权所有 © 1989，美国医学学会

强迫行为量表（请圈选相应的分值）

项目	程度/分值				
1.花在强迫行为上的时间	0小时/天	0—1小时/天	1—3小时/天	3—8小时/天	大于8小时/天
	0	1	2	3	4
2.强迫行为带来的妨碍	没有妨碍	有轻微妨碍	确实有妨碍，但能够控制	有巨大妨碍	有极度妨碍
	0	1	2	3	4
3.强迫行为带来的不适	没有不适	有轻微不适	有不适，但能够控制	有严重不适	几乎一直非常不适
	0	1	2	3	4
4.是否对抗强迫行为	一直对抗	经常对抗	有时对抗	经常放弃对抗	完全放弃对抗
	0	1	2	3	4
5.是否能够控制强迫行为	完全可以控制	大多能够控制	可以控制一些	几乎不能控制	不能控制
	0	1	2	3	4

强迫行为小计（得分加总）☐

耶鲁－布朗强迫量表总分（强迫思维与强迫行为得分加总）☐

耶鲁－布朗强迫量表得分说明

0—7 临床症状不明显　　24—31 重度严重

8—15 轻度严重　　32—40 极度严重

16—23 中度严重

参考文献

H. Ambühl (1998), Psychotherapie der Zwangsstörungen. Georg Thieme Verlag, Stuttgart/New York.

O. Benkert (2001), Psychopharmaka. Medikamente – Wirkungen – Risiken. 4. Auflage, C. H. Beck Verlag, München.

O. Benkert, H. Hippius (2003), Kompendium der Psychiatrischen Pharmakotherapie. 4. Auflage, Springer Verlag, Berlin/Heidelberg.

W. Ecker (1995), Kontrollzwänge und Handlungsgedächtnis. Ein theoretischer und empirischer Beitrag zum Verständnis der Zwangsstörung. S. Roderer Verlag, Regensburg.

B. D. Greenberg et.al. (2003), Neurosurgery for intractable obsessive-compulsive disorder and depression: critical issues, in: Review. Neurosurg Clin N Am., Bd. 14, S. 199–212.

N. Hoffmann (1990), Wenn Zwänge das Leben einengen. Zwangsgedanken und Zwangshandlungen. Ursachen, Behandlungsmethoden und Möglichkeiten der Selbsthilfe. PAL Verlag, Mannheim.

E. Hollander (1992), Obsessive-Compulsive-Related Disorders. American Psychiatric Press, Washington DC/London.

M. A. Jenike (1992), New Developments in Treatment of Obsessive-Compulsive Disorder, in: A. Tasman, M. B. Riba (Edts.), Review of Psychiatry, Vol. 11, American Psychiatric Press, Washington DC/London.

M. A. Jenike (2004), Obsessive-Compulsive Disorder, in: New England Journal of Medicine, Bd. 350, S. 259–265.

M. A. Jenike, M. Asberg (1991), Understanding Obsessive-Compulsive Disorder (OCD). Hogrefe & Huber Publishers, Toronto/Lewiston NY/Bern/Göttingen/Stuttgart.

M. A. Jenike, L. Baer, W. E. Minichiello (1990), Obsessive-Compulsive Disorders. Theory and Management. Second Edition, Year Book Medical Publishers inc., Chicago/London/Boca Raton/Littleton.

A. Lkatos, H. Reinecker (1999), Kognitive Verhaltenstherapie bei Zwangsstörungen. Hogrefe, Göttingen/Bern/Toronto/Seattle.

S. Lem (1978): Anake, in: Pilot Prix. Insel Verlag, Frankfurt a. M.

J. Rapoport (1989), The Boy Who Couldn't Stop Washing. Penguin Books, New York. Deutsche Ausgabe: Der Junge, der sich immer waschen mußte (1993), MMV Medizin Verlag, München.

H. S. Reinecker (1994), Zwänge. Diagnosen, Theorien und Behandlung. 2. Auflage, Verlag Hans Huber, Bern/Göttingen/Toronto/Seattle.

L. Süllwold, J. Herrlich, S. Volk (1994), Zwangskrankheiten. Psychobiologie, Verhaltenstherapie, Pharmakotherapie. Verlag W. Kohlhammer, Stuttgart/Berlin/Köln.

Ch. Wölk, A. Seebeck (2002), Brainy – Das Anti-Zwangstraining. Pabst-Science Publizisten, Lengerich/Berlin/Bremen/Miami/Riga/Rom/Viernheim/Wien/Zagreb.

J. Zohar, T. Insel, S. Rasmussen (1991), The Psychobiology of Obsessive-Compulsive Disorder. Springer Series on Psychiatry (4), Springer Publishing Company, New York.

关键词

Absetzen der Medikamente 停药

Absetzsyndrom 停药综合征

Abwehrmechanismus 防御机制

Add-on-therapie 添加治疗

Alkoholismus 酒精依赖症

Anafranil 安拿芬尼（氯米帕明的别名）

Anal Charakter 肛门型性格

Anale Phase 肛门期

Anankastische Persönlichkeitsstörung 强迫型人格障碍

Anorexia nervosa 神经性厌食

Anticholinerge Eigenschaften 抗胆碱能性

Antidepressiva 抗抑郁药

Antipsychotika 抗精神病药

Aufklärung 解释

Auslöser 唤起刺激

Basalganglien 基底核

Behandlungserfolg 治愈率

Binge Eating Disorder 暴食症

Buspiron 丁螺环酮

CD ROM training 训练光盘

Chemoarchitektonik 化学建筑学

Cingulum 扣带

Cipramil 喜普妙（西酞普兰的药品名称）

Citalopram 西酞普兰

Clomipramin 氯米帕明

Clonazepam 氯硝西泮

Computertomographie 计算机断层扫描成像

Depersonalisationsphänomen 人格解体现象

Depressionen 抑郁症

Diagnose der Zwangsstörungen 强迫障碍的诊断

Diagnostische Leitlinien 诊断标准

Dosisverringerung 减少药量

Ersatzritual 替代仪式

Evoked Response 诱发反应

Eßstörung 进食障碍

Fenfluramin 芬氟拉明

Fevarin（药品名称），国内常见的翻译是瑞必乐和兰释。

Fluctin（药品名称），国内常见的翻译是百忧解。

Fluoxetin 氟西汀

Fluvoxamin 氟伏沙明

Gedankenstop 喊停法

Gedächtnisstörung 记忆障碍

Gelernte Reaktion 习得性反应

Generalisierte Angsterkrankungen 广泛性焦虑症

Gesamtbehandlungsplan 整体治疗方案

Gruppentherapie 集体治疗

Habituation 成为习惯

Handlungsüberlegenheitseffekt 行为优势效应

Hypervigilanz 过度警觉

Hypochondrische Angst 疑病症

Hypothalamus 下丘脑

Impulskontrolle 冲动控制

Impulskontrollstörungen 冲动控制障碍

Kernspintomographie 核自旋断层扫描成像

Klassische Konditionierung 经典性条件反射

Kleptomanie 偷窃狂

Kognitiv-behaviorales Modell 认知行为模型

Kombinationstherapie 复合疗法

Konfrontation 暴露疗法

Kontrollzwänge 检查强迫

Lerntheorie 学习理论

Limbisches System 边缘系统

Lithium 锂

Nebenwirkungen 副作用

Netzwerktheorie 网络理论

Neurochemisches Gleichgewicht 神经化学物质失衡

Neurochirurgische Methoden 神经外科的方法

Neurose 神经官能症

Neurotransmitter 神经递质

Neutraler Stimulus 中性刺激

Obsessions 强迫思维

Obsessive-compulsive Disorder 强迫症

Obsessive-compulsive-spectrum-disorders 强迫谱系障碍

Operantes Konditionieren 操作性条件反射

Ordnungszwang 秩序强迫

Panikattacke 惊恐发作

Parkinsonerkrankung 帕金森

Paroxetin 帕罗西汀

Pathologic Gambling 病理性赌博

PET, Positronenemissionstomographie 正电子发射断层扫描成像

Pharmakotherapie 药物治疗

Phobie 恐惧症

Prämorbide Persönlichkeitsstruktur 发病前的人格结构

Preparedness 生物准备状态

Primär Zwanghafte Langsamkeit 原发性强迫缓慢

Psychochirurgie 精神外科

Reaktionsverhinderung 反应预防

Reduktionismus 还原主义

Rezeptor 受体

Risk Avoiding 回避风险

Risk Seeking 寻求风险

Risperdal 维思通（利培酮的药品名称）

Risperidon 利培酮

Rückfallraten 复发率

Sammelzwang 收集强迫

Sättigung 饱和法

Schizophrenie 精神分裂症

Schizotypische Persönlichkeit 分裂型人格

Schizotypische Persönlichkeitsstörung 分裂型人格障碍

Schlafkrankheit 睡眠病

Selbstbehandlungskompetenz 自我治疗的能力

Selektive Serotonin-wiederaufnahmehemmer 选择性血清素
再吸收抑制剂

Serotonin 血清素

Serotonin System 血清素系统

Serotonin-wiederaufnahmehemmer 血清素再吸收抑制剂

Seroxat 赛乐特（帕罗西汀的药品名称）

Sertralin 舍曲林

Spielsucht 赌博成瘾

Stereotaktisch 立体定位

Stimulusgeneralisierung 刺激泛化

Stirnhirn 额叶

Suizidneigung 自杀倾向

Synapse 突触

Territoriale Abschirmung 领地保护

Therapieerfolge 疗效

Tic 抽动症

Tourette Syndrome 妥瑞氏症

Trevilor 无中文翻译（文拉法辛的药品名称）

Trichotillomanie 拔毛症

Tryptophan 色氨酸

Übersprungshandlung 替代行为

Veitstanz 舞蹈症

Venlafaxin 文拉法辛

Verhaltenstherapie 行为疗法

Waschzwänge 清洁强迫

Zählzwang 数数强迫

Zoloft 左洛复（舍曲林的药品名称）

Zwanghafte Persönlichkeit 强迫人格

Zwangsgedanken 强迫思维

Zwangsverhalten 强迫行为